Josef Neumayer
Schwarzkümmel – das vielseitige Hausmittel

W0170897

Josef Neumayer

Schwarzkümmel
– das vielseitige Hausmittel

Ratgeber Ehrenwirth

Die Deutsche Bibliothek – CIP-Einheitsaufnahme

Neumayer, Josef:
Schwarzkümmel – das vielseitige Hausmittel / Josef Neumayer.
München : Ehrenwirth, 1999
(Ratgeber Ehrenwirth)
ISBN 3-431-03551-5

ISBN 3-431-03551-5
Redaktion: Christine Hackner
Konzeption: Christine Proske (Ariadne Buchkonzeption München)
Umschlag: Konturwerk Rainald Schwarz, München
Umschlagfotos: Tony Stone, München
Satz: ew print & medien service gmbh, Würzburg
Druck: Westermann Druck, Zwickau
Printed in Germany

Inhalt

Vorwort

Seit Jahrtausenden bekannte und bewährte Naturheilmittel erleben am Ende des 20. Jahrhunderts eine wahre Renaissance. Während die durch die wissenschaftliche Weltanschauung geprägte Schulmedizin und Pharmakologie ihre Glaubwürdigkeit nicht nur bei den Patienten, sondern in zunehmendem Maße auch bei den Ärzten selbst verlieren, wird der Ruf nach naturheilkundlichen Präparaten immer lauter. Kein Wunder also, daß das Wissen der Alten um die Wirkung von Heilpflanzen einen immer größeren Stellenwert im Bewußtsein der Menschheit einnimmt.

In diesem Buch wird das therapeutische und prophylaktische – also krankheitsvorbeugende – Wirkungsspektrum einer Pflanze aufgezeigt, die in jüngster Zeit auch in wissenschaftlichen Untersuchungen durchaus überzeugen konnte: der Schwarzkümmel. Doch trotz aller positiven Erfahrungen sollten wir uns davor hüten, im Schwarzkümmel ein Allheilmittel oder sogar Wundermittel zu sehen, wie dies verschiedene Seiten leider immer wieder propagieren.

therapeutisches und prophylaktisches Wirkungsspektrum

> Der Glaube an eine Wunderpflanze mag für viele kranke Menschen die letzte Hoffnung sein. Aber auch wenn glaubhaft von wunderbaren Heilungen scheinbar auswegloser Krankheiten berichtet wird, sollte man diese Fälle als Ausnahme der Regel sehen. Wunder lassen sich nicht erzwingen.

Lohnenswert ist die Beschäftigung mit den Wirkungen dieser Pflanze allemal, denn die Einnahme von Schwarzkümmel in seinen verschiedensten Darreichungsformen kann durchaus das Ende eines langen Leidensprozesses werden. So finden Sie in diesem Buch Rezepturen und Anwendungsvorschläge für eine Vielzahl von gesundheitlichen Störungen. Darüber hinaus möchte ich es allerdings nicht versäumen, die entsprechenden Beschwerdebilder mit notwendigen Randbemerkungen zu versehen, die zum einen das Verständnis für die Bedeutung der Krankheit wecken und zum anderen ihre Verbindung zur Psyche aufzeigen sollen. So können Sie dieses Buch als Bedienungsanleitung verwenden, gewissermaßen als Leitfaden, mit dessen Hilfe Sie über die nüchterne Anwendungsmöglichkeit hinaus lernen, Kranksein in seiner Gesamtheit zu verstehen beziehungsweise

Ende eines langen Leidensprozesses

Krankheit als ganzheitliches Geschehen zu begreifen. Die Natur stellt dem Menschen eine Vielzahl »wunderbarer« Pflanzen für sein körperliches und seelisches Heil zu Verfügung. Wir müssen nur wieder lernen, diese Geschenke Gottes zu erkennen und sie für unsere Gesundheit und unser Seelenheil zu nutzen.

Abb. 1:
Wiese mit wild
wachsenden
Schwarzküm-
melpflanzen

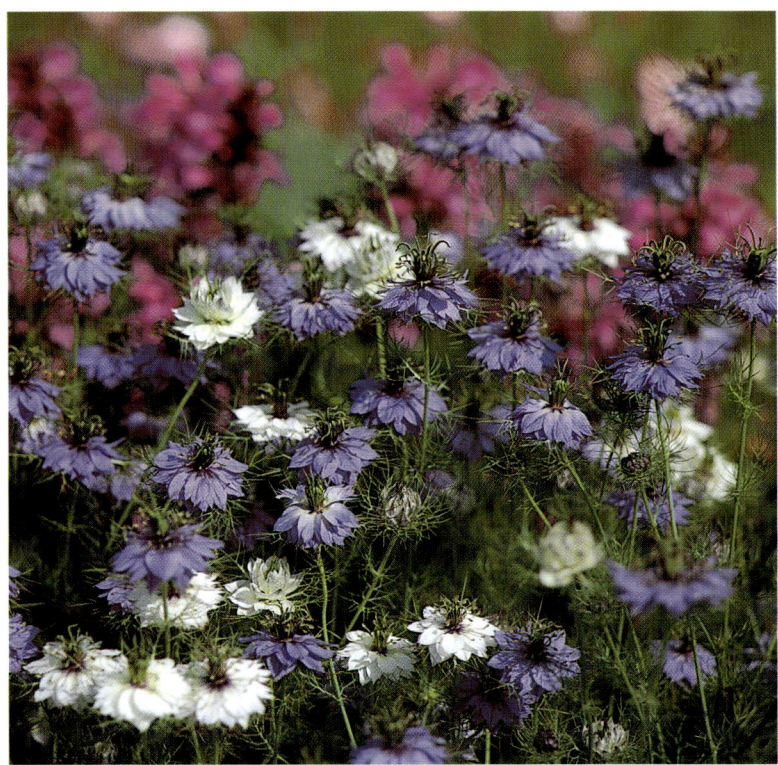

So führt dieses Buch den Leser vom Allgemeinen zum Speziellen, vom Symptom zur Krankheit und schließlich über das Verständnis von Krankheit zur Heilung. Der holistische Gedanke, der diesem Buch zugrunde liegt, kann somit ein wertvoller Wegweiser für Ihren Umgang mit Beschwerden werden.

Geschichtliche Entwicklung des Schwarz-kümmels als Heilkraut und Gewürz

Tradition und Ursprung

Die Nigella sativa, so der botanische Name des Schwarzküm-mels, hat ihren Ursprung in Asien und dem Orient. Als Heilmittel hat die Pflanze eine mehr als 3000 Jahre alte Tradition, in der ihr wegen ihrer Anwendungs-möglichkeiten zeitweise sogar der Ruf eines »Wundermittels« anhing. Die ältesten schriftlichen Erwähnungen finden sich in einem assyrischen Kräuterbuch, in dem der Schwarzkümmel unter dem Namen »Schwarzer Tin-Tir« als vielseitig anwendbar beschrieben und als Medizin sowohl für innere als auch äußere Beschwerden hoch gelobt wird.

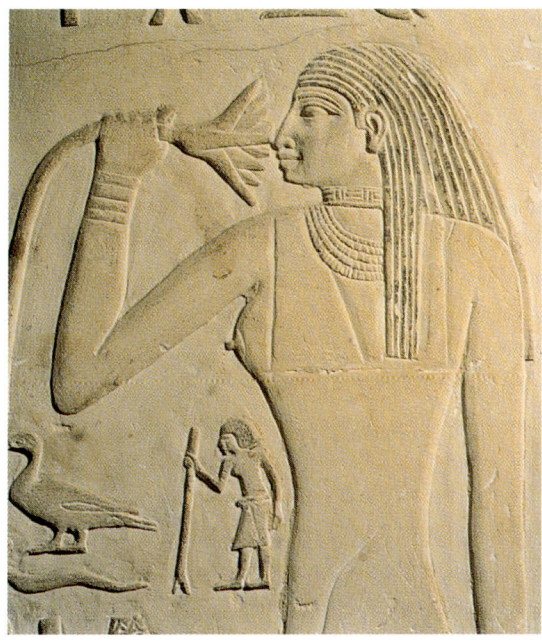

Abb. 2:
Die Ägypter wußten um die Heilkräfte der Pflanzen: Ägyptisches Relief aus der Zeit von 2494 bis 2345 v. Chr.

Auch den ägyptischen Pharaonen waren die Wirkungen der Heil-pflanze bekannt. Leibärzte, die etwas auf sich hielten, hatten stets ein Schälchen Schwarzkümmel griffbereit, um nach üppigen Gelagen rasch die Blähungen und Bauchschmerzen ihrer geplagten Patienten lindern zu können.

In der Zeit zwischen dem 2. und 7. Jahrhundert nach Christus wurde das Wissen der traditionellen Kräuterkunde durch die Kopten, die christlichen Nachkommen der alten Ägypter, weitergegeben. Nicht zuletzt dem Ausspruch des Propheten Mohammed »Schwarz-kümmel heilt jede Krankheit – außer den Tod« ist es zu verdanken, daß sich diese Heilpflanze besonders in den islamischen Ländern hoher Anerkennung und weiter Verbreitung erfreute. Bereits im 11. Jahrhundert beschrieb der namhafte Arzt und Philosoph Ibn Sina in seinem »Buch der Genesung« ausführlich die Wirkungsweisen von verschiedenen Darreichungformen des Schwarzkümmels bei Vergif-tungen, Lungenbeschwerden, Hautleiden und Darmparasiten und

»Schwarz-kümmel heilt jede Krank-heit – außer den Tod«

rühmte ihn als hilfreiches Hausmittel bei Fieber, Husten, Zahn- oder Kopfschmerzen. Später, so belegen überlieferte Rezepturen aus dem Orient, wurde die Pflanze auch bei Erkrankungen des Darms, der Nieren, der Galle und der Bronchien sowie bei Menstruationsbeschwerden und als Wurmmittel bei Kindern verordnet. Als Hausmittel war Schwarzkümmel allen Bevölkerungsschichten vertraut und fand zudem seinen Einsatz als Hautpflegemittel und gegen Schuppen und Haarausfall.

Bestandteil der indisch-ayurvedischen Medizin

Es lag wohl gleichermaßen an der Einzigartigkeit wie an der Vielseitigkeit, daß das »Zauberkraut« seinen Weg von Südosteuropa und Nordafrika über die Mittelmeerländer Syrien und Türkei, weiter über Persien und Pakistan bis nach Indien und China fand. Neben der traditionellen Anwendung als Gewürz für Brot und Speisen wurde der Schwarzkümmel bald zu einem festen Bestandteil der indisch-ayurvedischen Medizin. Selbst bei den für die damalige Zeit exotisch anmutenden Krankheitsbildern wie Magersucht oder Erkrankungen des Nervensystems konnte mit einer Schwarzkümmeltherapie eine Besserung der Beschwerden erzielt werden. Am bedeutendsten war allerdings der Einsatz in der Frauenheilkunde, wo man den Schwarzkümmel als uteruskontrahierendes Mittel bei zu schwachen Wehen oder auch bei Kindbettfieber verwendete.

Europäische Überlieferungen zur Geschichte des Schwarzkümmels

»Ketzah«

Schon in der Bibel findet Schwarzkümmel unter dem Namen »Ketzah« als besonderes Gewürz zur Verfeinerung von Kuchen und Broten Erwähnung. Aber auch die großen Heilkundigen der griechischen und römischen Antike wußten die Pflanze durchaus bei allerlei Beschwerden einzusetzen. So berichtet der berühmte griechische Arzt Hippokrates schon im 5. Jahrhundert vor Christus von »melanthion«, also Schwarzblatt, und auch andere Naturärzte seiner Zeit nennen diesen Namen im Zusammenhang mit verschiedensten Befindlichkeitsstörungen. In anderen Urkunden findet man den Schwarzkümmel in Verbindung mit seinem botanischen Namen »Nigella« – eine Bezeichnung, die vom lateinischen Wortstamm »niger« gleich »schwarz« oder »nigellus« gleich »schwärzlich« abgeleitet ist.

In seinem umfangreichen Werk »Historia Naturalis« würdigt Plinius Secundus im 1. Jahrhundert unserer Zeitrechnung den Schwarzkümmel sehr ausführlich. Er beschreibt die Pflanze unter dem Namen

»Git« oder »Gith« als therapeutisch äußerst wirksames Mittel bei Verdauungsproblemen, zur Behandlung von Schlangenbissen und Skorpionstichen sowie zur Wundheilung bei Hautproblemen, Eiterwunden und Geschwulsten. Seine Rezepturen zur Therapie von Erkältungskrankheiten und Entzündungen im Kopfbereich gingen in die Geschichtsbücher der Natur- und Volksheilkunde ein.

All diese Überlieferungen trugen wohl dazu bei, daß sich der Schwarzkümmel in der folgenden Zeit auch bei uns in Deutschland als gesundheitsfördernde Speisewürze durchsetzen konnte. Karl der Große würdigte seine Verwendungszwecke im Jahre 794 in seinem »Capitulare de vilis« und empfiehlt sogar den großflächigen Anbau der Pflanze. So wird der Schwarzkümmel im Jahre 816 schließlich auch im »Hortus« des St. Gallener Klosterplans aufgenommen.

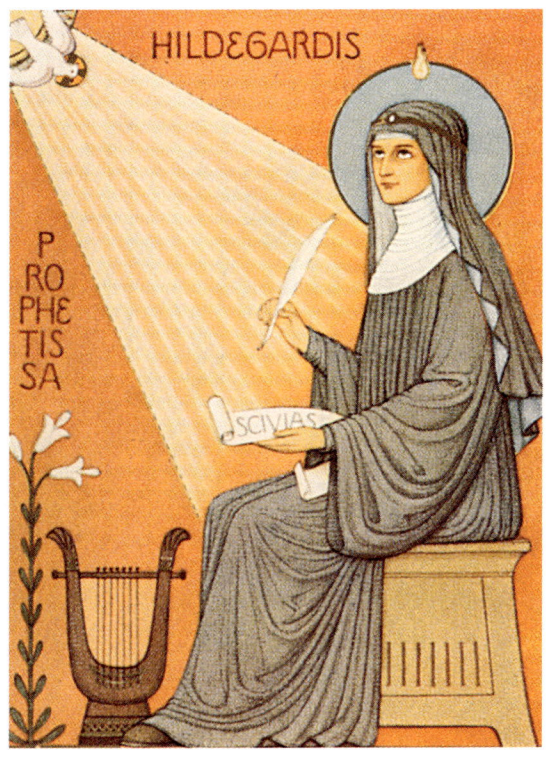

Einzig in den Aufzeichnungen der Äbtissin und Kräuterkundigen Hildegard von Bingen aus dem 12. Jahrhundert werden die Wirkungen der Pflanze zurückhaltend bewertet. Sie nimmt den Schwarzkümmel zwar als »Pflanze von warmer und trockener Qualität« in ihre Natur- und Heilpflanzenkunde auf, warnt jedoch vor der inneren Einnahme wegen seiner giftigen Wirkung auf den Menschen. Da sie in ihrem Werk den Ackerschwarzkümmel beschreibt und ihn mit dem botanischen Namen »Githerum ratde« versieht, geht man heute mit ziemlicher Sicherheit davon aus, daß es sich hierbei um eine Verwechslung mit der »Kornrade« (Agrostemma githago) handelte, die bei der Einnahme tatsächlich giftige und gesundheitsschädigende Wirkungen auf den Menschen entfaltet.

Abb. 3:
Die Mystikerin Hildegard von Bingen (1098–1179) gründete als Benediktinerin zwischen 1147 und 1150 das Kloster Rupertsberg

Ein kleiner botanischer Exkurs in einem späteren Abschnitt dieses Buches (siehe Seite 18 ff.) wird die mit der Artenvielfalt und der oftmals verwirrenden Namensgebung verbundenen Probleme aufgreifen und versuchen, die Ungereimtheiten zu entwirren.

Nigella
sativa

Unbestritten ist jedoch, daß sich der Schwarzkümmel Nigella sativa als Heilmittel – allen Mißverständnissen zum Trotz – immer weiter verbreitete. Das gesammelte Wissen seiner Zeit dokumentierte Hieronymus Bock in seinem 1539 erschienenen »New Kreutterbuch« ausführlich. Damals war die Pflanze allgemein unter dem Namen

»Schwarzer
Koriander«

»Schwarzer Koriander« bekannt oder wurde schlicht und ergreifend als »Nigella« bezeichnet. Nachfolgend beschrieben ihn zahlreiche Kräuterkompendien von Ärzten und Heilkundigen des 16. Jahrhunderts, die sich auf die bekannten Wirkungen aus den überlieferten antiken Quellen stützten. Wohl wegen seiner schon weiten Verbreitung wird in diesen Jahren bereits zwischen den kultivierten und den sogenannten wilden Sorten der Nigella sativa unterschieden.

Mit dem »Neu vollkommenen Kräuter-Buch« von Jacobus Theodorus Tabernaemontanus erscheint 1731 das letzte große Werk über die Wirkung von Heilpflanzen, in dem der umfassende Wissensstand seiner Zeit über die Pflanze Nigella gesammelt ist. Das Schwarzküm-

»Melanthium
Oleum«

melöl wird unter dem Namen »Melanthium Oleum« angeführt. Dieses gepreßte Öl der Schwarzkümmelsamen wird mit einer Beigabe von Sesamöl äußerlich zur Wundheilung und bei Hautunreinheiten verwendet. Außerdem gewinnt man durch Wasserdampfdestillation

»Oleum
Nigellae«

ein ätherisches Öl, das man als »Oleum Nigellae« bezeichnet.

Bis zum Ende des 18. Jahrhunderts ist Schwarzkümmel ein geschätztes und weitverbreitetes Heilmittel. Im Volksmund bekommt

»Brotwurz«

es den Namen »Brotwurz«, weil es wegen seines außergewöhnlich würzigen Geschmacks gerne in Teigwaren als Pfeffer- und Kümmelersatz verarbeitet wird.

Um so erstaunlicher ist es, daß der Schwarzkümmel in der Folge für so lange Zeit in Vergessenheit geraten konnte. Vielleicht haben verhängnisvolle Verwechslungen mit dem wilden Schwarzkümmel oder der Kornrade dazu beigetragen, daß sich der Ruf und das Ansehen des Schwarzkümmels so verschlechterten. Fest steht jedenfalls, daß die Pflanze – im Gegensatz zu den orientalischen Ländern – bei uns viel von ihrem sagenhaften Ruhm als Heilmittel eingebüßt hat und in unseren Breiten fast drei Jahrhunderte beinahe gänzlich verschwunden war. Machen wir uns also auf den Weg, die Geheimnisse und Heilkräfte dieser wunderbaren Pflanze neu zu entdecken und sie für uns und unser Wohlergehen nutzbar zu machen.

Anekdoten und Rituale
rund um den Schwarzkümmel

Der Schatz der Pharaonen

Eine Flasche mit Schwarzkümmelöl in der Grabkammer des ägyptischen Königs Tutenchamun ist wohl der sagenumwobenste und meist diskutierte Fund aus dem Reich der Pharaonen. Den Überlieferungen nach galt das Öl im alten Ägypten als wertvoller Schatz. Es sollte geheimnisvolle Kräfte besitzen, die dem Verstorbenen in seinem Leben nach dem Tod angeblich wertvolle Hilfe leisten konnten. So weit die Legende, doch vielleicht war die Flasche mit dem Öl auch nur ein Symbol der Ehrerbietung, ein Zeichen für Frieden und Ruhe und als einfache, aber kostbare Grabbeigabe gedacht?

Tutenchamun

Unermeßliche Schönheit

... wird den berühmten ägyptischen Königinnen Nofretete und Kleopatra nachgesagt. Den Damen ging es beim Gebrauch von Schwarzkümmelöl sicherlich mehr um ihre Schönheit als um die Linderung bestimmter Krankheiten. Sie pflegten sämtliche Hautpartien ihres Körpers mit dem »Wundermittel«. Auch den typischen Bronzeteint der Ägypter schreibt man der regelmäßigen kosmetischen Behandlung mit Schwarzkümmelöl zu.

Nofretete und Kleopatra

Schutz vor bösen Mächten

Aus der Türkei wird berichtet, daß Schwarzkümmel regelmäßig als Räuchermittel eingesetzt wurde. Außerdem nähte man genau 41 Samen des Krautes in bunte Stoffsäckchen ein, die als Talisman an der Kleidung der Kinder befestigt wurden. In einem anderen Brauch fädelte man die Samen mit Perlen und allerlei bunten Stoffetzen auf Bänder auf, die dann in den Fenstern sichtbar aufgehängt wurden, um die Bewohner des Hauses vor dem »bösen Blick« zu bewahren.

Türkei

Abwehr von Insekten

In Indien ist es bis heute üblich, zerstoßene Schwarzkümmelsamen zwischen sämtliche Stoffe und Tücher zu streuen, um dadurch lästige Insekten abzuwehren. Auch Hildegard von Bingen wußte über eine ähnliche Wirkung von Schwarzkümmelsamen, wenn man sie mit Honig vermischte. Dieser Brei, an die Wand gestrichen, sollte ein unübertrefflicher Fliegenfänger sein. Daß dieser Brauch auch heutzutage noch das Mittel der Wahl zum Fliegenfangen ist, muß jedoch stark bezweifelt werden.

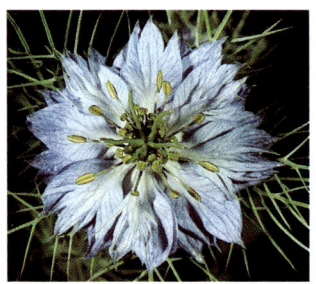

Abb. 4:
Nigella damas-
cena, auch
»Jungfer im
Grünen«
genannt

Verhängnisvolle »Jungfer im Grünen«

Mit der Nigella damascena, die durch ihr bezauberndes Ansehen im Volksmund auch liebevoll als »Jungfer im Grünen« bezeichnet wird, verknüpft sich die tragische Sage um den Tod des deutschen Kaisers Friedrich I. Auf einem Feldzug ließ Friedrich I. sein Lager am Ufer des Flusses Kalikaduu aufschlagen, um dort zu nächtigen. Ein verführerischer Gesang lockte ihn des Nachts hinunter an den Fluß, wo er eine in blaue Gewänder gehüllte Nixe erblickte. Als er nach ihr griff, um den Schleier zu lüften, wurde er von ihr in die Tiefe gerissen. Am nächsten Morgen fand König Löwenherz an der Unglücksstelle eine Blume, lieblich und schön, mit grünem Haar und blauem Blütenkleid ...

Ehrwürdiger Hochzeitsbrauch

Bis ins 18. Jahrhundert war es in einigen Gebieten Deutschlands Brauch, den Wechsel vom ledigen zum ehelichen Stand mit einer Veränderung der Haartracht zu beginnen. Es galt als Zeichen der Jungfräulichkeit, am Hochzeitstag mit offenen Haaren und lang herabwallendem Kopfschmuck zu erscheinen. Auch hier bediente man sich der lieblichen Nigella damascena, die zu dieser Zeit den Namen »Braut in Haaren« trug.

Unglaublich, aber wahr

… ist die Geschichte, daß wir die Wiederentdeckung des Schwarzkümmels als wertvolles Naturheilmittel in Deutschland einem erkrankten Pferd zu verdanken haben. So wird erzählt, daß ein kostbares und hoch prämiertes Dressurpferd an heftigen asthmatischen Anfällen litt, die mehrere Tierärzte durch eine Kortisontherapie zum Stillstand bringen wollten. Die Besitzerin zögerte jedoch, da sie Bedenken wegen möglicher Nebenwirkungen hatte, und zog einen ägyptischen Arzt zu Rate. Dieser verordnete, ein ihm aus seiner Heimat bekanntes Mittel unter das Futter zu mischen. Es handelte sich dabei um Schwarzkümmelsamen, und tatsächlich genas das Pferd wieder völlig.

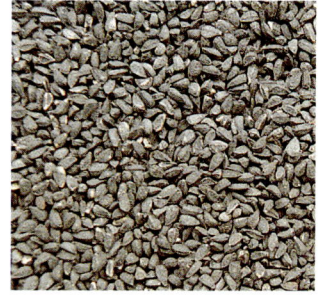

*Abb. 5:
Samen der
Nigella sativa*

So gelangte das Gewürz aus dem Orient über die Tierarztpraxen und durch aufgeschlossene Naturheilärzte schließlich in die Forschungslabors, in denen es seither auf seine heilbringenden Inhaltsstoffe untersucht wird.

Botanische Beschreibung und geographische Verbreitung

Merkmale und Aussehen

Die Nigella sativa ist eine einjährige Pflanze, die zur Familie der Hahnenfußgewächse (Ranunculaceae) zählt.

> **!** Trotz des Namens und der teilweise ähnlichen Verwendung steht sie zu unserem haushaltsüblichen Gewürzkümmel, Carum carvi, in keinerlei botanischer Verwandtschaft.

Gleiches gilt auch für den in Indien beheimateten Kreuzkümmel mit seinen Arten Cuminum cyminum und Cuminum nigrum, die allesamt der Familie der Doldenblütler angehören.

Die filigrane Pflanze kann eine Höhe von 30 bis 60 Zentimetern erreichen. Ihre Blätter sind stark zerteilt, leicht behaart und grün glänzend. Die milchig-weiße Grundfarbe der Blüte nimmt zur Spitze hin eine grünliche bis bläuliche Färbung an. In ihr befinden sich die Samen, die während der Blütezeit in einer – ähnlich wie beim Mohn – radförmigen schwarzen Samenkapsel, einer sogenannten Sammelbalgfrucht, heranreifen. Die Samen des Schwarzkümmels sehen den bei uns beheimateten Zwiebelsamen ziemlich gleich.

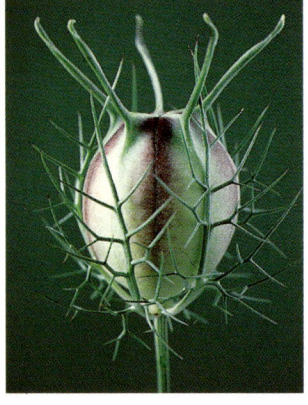

Abb. 6: Nigella damascena: Fruchtstand mit Samenkapseln

Sie sind zwei bis drei Millimeter lang und etwa zwei Millimeter dick, keilförmig gewölbt, leicht kantig und mattschwarz gefärbt. Zerreibt man die Samenkörner zwischen den Fingern, entfaltet sich ein würziger, aromatischer Duft, der eher an Fenchel, Anis oder Kampfer als an Kümmel erinnert. Der anisartige, etwas bittere, scharf-würzige Geschmack der Samen erklärt auch, warum sie früher als Pfefferersatz bei der Speisenzubereitung dienten.

Schwarzkümmel gibt es in vielen verschiedenen Varianten, von denen längst nicht alle für Heilzwecke geeignet sind. Man vermutet etwa 20 verschiedene kultivierte und auch wildwachsende Arten und Kreuzungen allein in der europäischen Mittelmeerregion. Zu ihnen gehören unter anderem Nigella damascena und Nigella arvensis, die in unseren Breiten heimisch sind, sowie weitere Schwarzkümmelformen wie Nigella orientalis, Nigella aristata, Nigella hispanica, Nigella inegrifolia und die giftige Nigella garidella. Diese Sorten haben unterschiedlich starke Heilwirkungen, viele von ihnen verfügen allerdings nur über absolut geringe beziehungsweise über gar keine Heilanzeigen oder sind sogar gesundheitsschädlich. Es bietet sich trotzdem ein kurzer Abstecher zu den beiden bei uns heimischen Schwarzkümmelsorten an, die vielen Hobbygärtnern als Zierpflanzen aus dem Garten oder wildwachsend von Wiesen und Feldern bekannt sind.

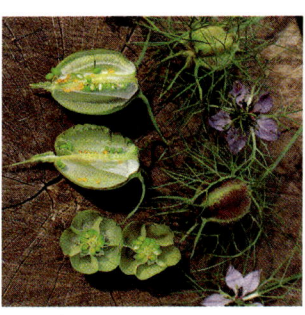

*Abb. 7:
Längs und quer
geteilte Samen-
kapsel der
»Jungfer im
Grünen«*

Nigella damascena

Bei dieser Variante handelt es sich um den Gartenschwarzkümmel, der auch unter den Namen »Türkischer Schwarzkümmel« oder »Erdbeerkümmel« bekannt ist. Wegen ihrer Schönheit mauserte sich die Nigella damascena seit dem 16. Jahrhundert zu einer äußerst beliebten Gartenzierpflanze, die früher vorwiegend in den Lustgärten angepflanzt wurde und sich wesentlich größerer Beliebtheit erfreute als die Nigella sativa, also die eigentliche Heilpflanze.

Die rosenähnlichen, himmelblauen Blüten und die Fülle haarfeiner zierlicher Blättchen haben wohl dazu beigetragen, daß sich die Pflanze mit wunderbaren und fröhlich anmutenden Attributen schmücken konnte. So wurde sie verschiedentlich mit dem Antlitz eines jungen zarten Mädchens verglichen. Der Volksmund verlieh ihr daher eine Vielzahl mehr oder weniger liebevoller Namen wie »Spinnblume« oder »Spillmugge«, so wird sie in der Schweiz wegen ihrer spinnennetzähnlichen Beschaffenheit genannt. In Deutschland kennt man sie wegen ihres feinen Blattwerkes unter dem Namen »Jungfer im Grünen«, mit der auch die Anekdote um den Todesfall des deutschen Kaisers Friedrich I. in Verbindung gebracht wird. Weitere Bezeichnungen sind »Gretel im Busch«, »Gretchen in der Heck«, »Braut in Haaren« oder »Venushaar«.

*»Jungfer im
Grünen«*

Der Gartenschwarzkümmel wird bis zu 75 Zentimeter hoch. Seine Samen verströmen beim Zerreiben einen aromatischen, nach Erdbeeren und Ananas duftenden Wohlgeruch, sein Geschmack ist angenehm würzig.

Oft kam es vor, daß die Nigella damascena mit der Nigella sativa verwechselt und auf den Märkten auch als solche zum Verkauf angeboten wurde. Die Ölgewinnung aus Gartenschwarzkümmel ist nämlich wesentlich ergiebiger als die des »echten« Schwarzkümmelöls aus der Nigella sativa. Der Gehalt der wertvollen heilbringenden Inhaltsstoffe ist jedoch bei dieser Art sehr gering. Vermutlich veränderte sich die Pflanze auf ihrem Weg aus dem Orient bis hin nach Mitteleuropa durch Wildwuchs und Kreuzung, so daß die heilbringenden Eigenschaften im Laufe der Zeit verlorengegangen sind.

Ölgewinnung aus Gartenschwarzkümmel

Nigella arvensis

Ackerschwarzkümmel

Nigella arvensis oder auch Ackerschwarzkümmel wird zur Unterscheidung von den beiden anderen Arten in alten Kräuterbüchern auch unter »Wild Nigella« geführt.

Diese dritte botanische Sorte bringt es bei ihrer Größe lediglich auf zehn bis zwanzig Zentimeter. Ihr Wuchs erinnert wegen ihres haarlosen, stark verästelten Stengels eher an einen Busch. Ihre Samen sind wie bei der Nigella sativa schwarz, etwas angerauht und dreikantig.

Ein ähnlich liebliches Geruchsaroma, wie es sich beim Zerreiben der Nigella damascena entfaltet, ist hier jedoch nicht zu erwarten.

Der Ackerschwarzkümmel besticht durch seinen sehr würzigscharfen Charakter, der darauf schließen läßt, daß auch diese Art bei der Speisenzubereitung als Pfefferersatz gedient hat. Die Nigella arvensis fand jedoch auch in der Medizin ihre Einsatzmöglichkeiten und war unter anderem als Räuchermittel gegen lästiges Ungeziefer weit verbreitet.

Leider trugen Verwechslungen und Namensverwirrungen dazu bei, daß der Ackerschwarzkümmel irgendwann als Unkraut deklariert und entsprechend bekämpft wurde.

Dieser Irrtum liegt nahe, da in vielen frühen Pflanzen- und Heilwerken botanische und arabisch-antike Namen der Pflanze durcheinandergebracht wurden, bis sich eine Namensverschiebung vom Ackerschwarzkümmel zur Kornrade vollzog. Da die Kornrade ein echtes Ackerunkraut ist, die in ihr enthaltenen Saponine tatsächlich giftige Wirkungen haben und das Mehl bitter machen, wurde sie flächendeckend bekämpft, was gleichzeitig zu einer Ausrottung des Ackerschwarzkümmels in unseren Breiten führte.

Nigella sativa

Die für Heilzwecke verwendete Art des Schwarzkümmels ist die Nigella sativa. Die bedeutendsten und ertragreichsten Anbaugebiete der Pflanze befinden sich in Ägypten auf den großen Ackerflächen am Nil oder in speziell dafür ausgewählten Oasen mitten in der arabischen Wüste, wo der Schwarzkümmel nach speziellen ökologischen Maßstäben herangezogen wird. Ebenfalls von hervorragender Qualität ist der Schwarzkümmel aus Syrien, der vor allem zwischen Euphrat und Tigris und in den Regionen südlich von Damaskus angebaut wird. Auch in der Türkei, an der Ägäis und vor allem in Anatolien wird Schwarzkümmel seit Jahrhunderten nach traditionellen Methoden angebaut.

Anbau-gebiete

> Die aus diesen Regionen stammenden Pflanzen eignen sich nachweislich am besten für die Heilanwendung.

Sie enthalten besonders hochwertige Inhaltsstoffe, da die sonnigen, warmen und niederschlagsarmen Gegenden mit lockeren Sandböden den Pflanzen rundum ideale Wachstumsbedingungen bieten. Die einjährige Pflanze wird je nach Klima des Anbaulandes zwischen September und Spätherbst ausgesät. In manchen Ländern mit besonders günstigen klimatischen Bedingungen kann sogar zweimal im Jahr geerntet werden.

Die Zeit der Ernte ist gekommen, wenn die unteren Blätter verdorren und die Pflanzen von unten her absterben. Dies ist ein sicheres Zeichen dafür, daß sich die gesamte Kraft in die Samen zurückzieht. Bei der Ernte muß unbedingt darauf geachtet werden, daß die Samen trocken sind und ihnen nach Möglichkeit auch kein Morgentau anhaftet. Die geernteten Pflanzen werden dann zu Bündeln geflochten und mit den Blütenköpfen nach unten aufgehängt. Nach einigen Tagen platzen die Kapseln auf, und die Samen können wie beim Getreide einfach ausgeschlagen werden.

Da der Schwarzkümmel in früheren Zeiten auch in unseren Breiten den Ruf einer kräftigen und würzigen Heilpflanze genoß, liegt die Frage nahe, wie sich die »Zaubersamen« bis in unsere Regionen verbreitet haben. Denn obwohl einiges dagegen spricht, daß sie aus dem Morgenland importiert wurden, gibt es keinen Zweifel darüber, daß die Nigella sativa bereits im 16. Jahrhundert auch in

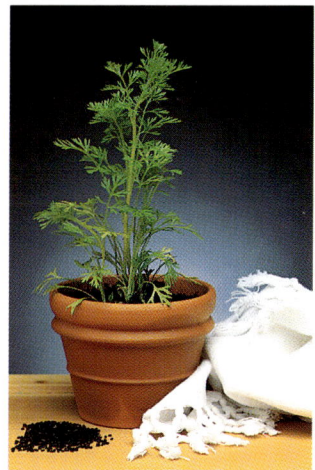

Abb. 8: Kleinwüchsige Nigella sativa – in deutschem Gewächshaus gezüchtet

Kultivierung
in Mittel-
europa

Mitteleuropa kultiviert und feldmäßig angebaut wurde. Nachweislich dokumentiert ist die Erzeugung von Nigella sativa und Nigella damascena zu dieser Zeit in Deutschland in den Gebieten rund um Erfurt. Es ist jedoch fraglich, ob die ausgebrachten äußerst sonnenhungrigen Pflanzen in mitteldeutschen Breiten ein optimales Zuhause vorfanden. Weder die klimatischen Bedingungen noch die Bodenverhältnisse lassen darauf schließen, daß die Gewächse auch nur annähernd die gleichen kraftvollen Inhaltsstoffe entwickelt haben wie ihre Verwandten in wärmeren Gefilden.

Mit einer ähnlichen Situation sehen wir uns seit einigen Jahren konfrontiert.

> Nachdem wissenschaftliche Untersuchungen an europäischen und amerikanischen Instituten die positiven Wirkungen der Pflanze bestätigten, wurde der Run auf Schwarzkümmelprodukte auch in den westlichen Ländern immer größer.

USA

Der wissenschaftliche Nachweis dessen, was in anderen Teilen der Welt schon seit Tausenden von Jahren durch Tradition und Erfahrung bekannt war, führte dazu, daß die Nigella sativa heute als »Wundermittel« nach allen Regeln der Kunst vermarktet wird. So werden mittlerweile auch in den USA große Gebiete für den Schwarzkümmelanbau reserviert, um der ständig steigenden Nachfrage gerecht werden zu können.

Inhaltsstoffe des Schwarzkümmels und ihre pharmazeutische Verwendung

Die Inhaltsstoffe der Nigella sativa

Bei der Bewertung der über 100 Inhalts- und Wirkstoffe des eigentlichen Schwarzkümmels Nigella sativa sollte man bedenken, daß nicht nur die Vielzahl der Inhaltsstoffe und deren rein chemische Qualität, sondern auch das Anbaugebiet, also die Boden- und Klimaverhältnisse, eine entscheidende Rolle für die Heilwirkung spielt. Qualitativ besonders hochwertig ist der ägyptische Schwarzkümmel.

über 100 Inhalts- und Wirkstoffe

> Der Anteil der wichtigsten Inhaltsstoffe des Schwarzkümmels:
> - Eiweißanteil etwa 20 Prozent,
> - Kohlenhydratanteil etwa 40 Prozent,
> - pflanzliche Öle und Fette etwa 35 Prozent.
> Andere, teilweise noch unerforschte Substanzen sind mit etwa fünf Prozent vertreten.

Die herausragendste Eigenschaft des aus den Schwarzkümmelsamen gepreßten fetten Öls ist sein hoher Gehalt (bis zu 80 Prozent) an wertvollen ungesättigten Fettsäuren. Die Linolsäure, eine mehrfach ungesättigte Fettsäure, ist dabei etwa mit einem Anteil von 50 bis 60 Prozent vertreten, die Ölsäure, eine einfach ungesättigte Fettsäure, ist immerhin noch mit 20 bis 25 Prozent enthalten, ca. zwölf Prozent entfallen auf die gesättigte Fettsäure Palmitinsäure. Daneben lassen sich Stearinsäure, Myristinsäure, Arachinsäure, Palmitoleinsäure, Linolensäure und Eicosensäure, allerdings in wesentlich geringeren Mengen, nachweisen.

hoher Gehalt an wertvollen ungesättigten Fettsäuren

Doch nicht die einzelnen herausgelösten Substanzen machen den Schwarzkümmel zu einem komplexen Heilmittel, sondern seine Wirksamkeit beruht auf dem synergetischen Effekt aller enthaltener Einzelstoffe – das Ganze ist bekanntlich mehr als die Summe seiner Einzelteile. Die mit fünf Prozent angegebenen »anderen Substanzen« sind teilweise noch unerforscht. Es bleibt abzuwarten, ob sich nicht auch in ihnen noch einige Geheimnisse der Pflanzenheilkunde verbergen.

Wirksamkeit beruht auf synergetischem Effekt aller Inhaltsstoffe

Es ist schon erstaunlich, wie sich eine Pflanze für ihr Überleben und für ihre Fortpflanzung gewappnet hat, indem sie ein so breites

Spektrum an Wirkstoffen produziert, die auch dem Menschen große Dienste leisten können.

Das Öl: kaltgepreßt oder destilliert

Da man ziemlich große Mengen des bitteren schwarzen Samens essen müßte, um von den positiven, gesundheitsfördernden Wirkstoffen des Schwarzkümmels zu profitieren, suchte man nach einem Weg, die Heilsubstanzen gewissermaßen zu konzentrieren. Eine Möglichkeit war die Gewinnung des kaltgepreßten Schwarzkümmelöls. Dafür werden die Samen nach der Ernte in einer Ölmühle rein mechanisch ausgepreßt.

> Seit geraumer Zeit wird auch durch Destillation der Samen ein ätherisches Schwarzkümmelöl gewonnen, das sich jedoch nicht als klassisches Heilmittel eignet.

Fettes Schwarzkümmelöl

Schwarz-kümmelöl aus Kaltpressung verwenden

Das recht dickflüssige Öl hat eine goldgelbe Farbe und einen aromatisch-würzigen Geruch, der ein wenig an Anis erinnert. Für den therapeutischen Einsatz sollte man jedoch nur Schwarzkümmelöl aus einer Kaltpressung verwenden. Dieses Öl ist zwar etwas teurer als das durch Destillation oder andere chemische Verfahren gewonnene, dafür kann man aber sicher sein, daß die therapeutisch wertvollen Inhaltsstoffe erhalten wurden. Kaltgepreßtes Schwarzkümmelöl ist etwa ein Jahr lang haltbar.

Wie bereits ausgeführt wurde, enthält Schwarzkümmelöl über 80 Prozent ungesättigte essentielle Fettsäuren, genauer 50 bis 60 Prozent Linolsäure und 20 bis 30 Prozent Ölsäure. Die Zufuhr dieser Fettsäuren ist für den Menschen essentiell, das heißt lebensnotwendig, da sie vom Organismus selbst nicht gebildet werden können.

Ungesättigte Fettsäuren werden für unzählige Vorgänge im Körper benötigt. Sie halten die natürlichen Stoffwechselprozesse im Gleichgewicht und sind darüber hinaus in der Lage, spezifische Störungen des Fettstoffwechsels, wie sie zum Beispiel bei Insulinmangel auftreten können, auszugleichen und erhöhte Cholesterinspiegelwerte zu senken. Da Schwarzkümmelöl die Gallensekretion anregt, lassen sich auch Gallenleiden und Leberfunktionsschwächen positiv beeinflussen.

Zahlreiche Studien belegen außerdem die immunkraftstärkende Wirkung des Öls insbesondere bei abwehrgeschwächten Patienten. So werden durch die regelmäßige Einnahme des Öls das Zellwachstum angeregt, die Fließeigenschaften des Blutes verbessert und der Stoffwechsel der Nervenzellen optimiert.

Ätherisches Schwarzkümmelöl

Das ätherische Öl hat wie das fette Öl eine goldgelbe Farbe, ist aber aufgrund seiner dünnflüssigen Konsistenz wesentlich geruchsintensiver. Ätherisches Schwarzkümmelöl wird durch Wasserdampfdestillation der Samen gewonnen und in wesentlich kleineren Mengen, zu zwei bis fünf Millilitern, angeboten. Es kann problemlos mindestens zwei Jahre aufbewahrt werden.

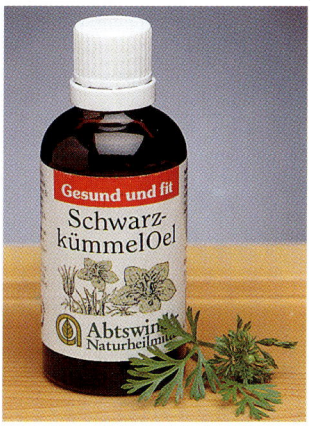

Abb. 9: Ätherisches Schwarzkümmelöl, gewonnen aus der Pflanze Nigella sativa

Erst die neu erlangte Popularität des Schwarzkümmels und die damit verbundene starke Nachfrage führten dazu, daß einige der hiesigen Hersteller aus den Samen der Nigella sativa auch ätherisches Öl gewinnen. In der ayurvedischen Medizin ist die Therapie mit dem ätherischen Öl seit langem gang und gäbe, und auch die klassischen Aromatherapeuten wissen das entzündungshemmende und allergiemildernde Öl schon lange zu schätzen.

In unserer wissenschaftlich orientierten Weltauffassung wird die Wirkung von ätherischen Ölen oder Pflanzenextrakten nach wie vor an den vorgefundenen Inhaltsstoffen gemessen. Dem kommen immer exaktere Meßmethoden entgegen, mit denen sich noch kleinste Spuren verschiedenster Substanzen nachweisen lassen.

Es scheint aber so, als wäre die Natur noch nicht bereit, eines ihrer letzten Geheimnisse preiszugeben. In der Tat entfaltet die Summe der einzelnen Inhaltsstoffe bei weitem nicht die Wirksamkeit, wie sie vergleichsweise von der ganzen Pflanze erreicht wird.

Die bekanntesten Inhaltsstoffe des ätherischen Schwarzkümmelöls sind Sesquiterpene, Sabinen und Sabinenhydrate, Phenole, Ketone, Oxide, Terpen-Alkohole und einige andere Bestandteile, von denen vor allem Thymochinon und Nigellon Semohiprepinon von Bedeutung sind und daher gesondert Erwähnung finden sollen.

Das Nigellon ist bei genauerer Betrachtung kein Einzelwirkstoff im eigentlichen Sinne, sondern eine chemische Verbindung aus Di-Thymochinin und Thymochinon. Diese Substanz zeichnet dafür verantwortlich, daß ätherisches Schwarzkümmelöl mit großem Erfolg bei der Therapie der Atemwege eingesetzt wird.

Die krampflösende, wärmende und bronchienerweiternde Wirkung des Nigellon kann besonders bei Keuchhusten oder Bronchialasthma rasche Linderung bringen. Das Öl wird inhaliert und/oder äußerlich in die Brust einmassiert. Außerdem hemmt Nigellon die Ausschüttung des Gewebehormons Histamin, das als Entzündungsmediator und Botenstoff ursächlich an allergischen Reaktionen beteiligt ist. Ätherisches Schwarzkümmelöl könnte, wie dies bereits in indischen Studien belegt wurden, eine echte Alternative für Allergiker werden, die bislang auf chemische Kortisonkeulen zurückgreifen müssen.

Nigellon hemmt die Ausschüttung von Histamin

Thymochinon wird ein entzündungshemmender und schmerzstillender Effekt nachgesagt. Ebenso bekannt sind seine gallensekretionsfördernden Eigenschaften. Damit unterstützt dieser Inhaltsstoff die ausgleichende Wirkung des Öls auf den Fettstoffwechsel und die Entgiftung des Körpers. Eine weitere Bedeutung kommt seinem antioxidativen Schutz zu. Antioxidantien wie zum Beispiel Melatonin, die Vitamine C und E, Grapefruitkernextrakt oder auch Thymochinon im Schwarzkümmelöl verhindern präventiv die Entstehung sogenannter Freier Radikale oder hemmen diese leicht oxidierbaren Stoffe in ihrer aggressiven Wirkung. Damit schützen sie die Zellen vor deren Angriff. Der Antioxidantienschutz besteht zum einen also im Aufspüren der vagabundierenden Freien Radikale, zum anderen im hohen Reaktionspotential und der Bereitschaft, mit diesen aggressiven Molekülen eine chemische Bindung einzugehen und sie somit unschädlich zu machen. Wenn man bedenkt, daß Freie Radikale ständig durch eine Vielzahl verschiedener Stoffwechselvorgänge im Körper gebildet und durch äußere Faktoren wie zum Beispiel Umweltgifte, Lebensmittelzusätze, UV-Strahlung und anderes zusätzlich aktiviert werden, schätzt man den Gesundheitsschutz der Antioxidantien um so höher ein.

Neben dieser Mitwirkung an interzellulären Vorgängen wird das ätherische Öl auch wegen seiner sanften tonisierenden und klärenden Wirkung geschätzt. Vor allem in der Duftlampe kommen die anregenden, aufmunternden und konzentrationsfördernden Impulse des Öls voll zur Geltung.

Wirkung des ätherischen Öls auf Körper, Geist und Seele

Die Aromatherapie erfreut sich nicht zuletzt aufgrund vieler nachweisbarer positiver Wirkungen auf das Körper-Geist-System zunehmend größerer Beliebtheit. Im Gegensatz zu den fetten Ölen enthalten ätherische Öle keine Vitamine und Fette, sondern nur die wasserlöslichen Duftstoffe einer Pflanze. Das Öl selbst ist nicht wasserlöslich, es verflüchtigt sich in Verbindung mit Sauerstoff jedoch rasch, was sich im Ausströmen des intensiven spezifischen Duftes bemerkbar macht.

Obwohl die ätherischen Öle selbstverständlich äußerlich auf die Haut aufgetragen werden, sollte die ganzheitliche Wirkung von Düften auf Körper, Geist und

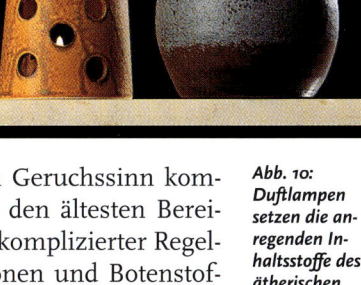

Abb. 10: Duftlampen setzen die anregenden Inhaltsstoffe des ätherischen Öls besonders gut frei

Seele keinesfalls unterschätzt werden. Über den Geruchssinn kommen wir, evolutionsgeschichtlich betrachtet, mit den ältesten Bereichen unseres Gehirns in Verbindung, die mittels komplizierter Regelmechanismen für die Ausschüttung von Hormonen und Botenstoffen sorgen. Diese Hormone und Botenstoffe können als die materielle Antwort des Organismus auf die feinstofflichen Auslöser im Riechhirn angesehen werden. Die wohltuende Wirkung von ätherischen Ölen beschränkt sich somit nicht nur auf den rein körperlichen Bereich, sondern weitet sich auch auf die seelischen und emotionalen Strukturen des Körpers aus. Dem ätherischen Schwarzkümmelöl werden in diesem Zusammenhang besonders stimulierende, stimmungsaufhellende und tonisierende Eigenschaften zugesprochen. Nachfolgend finden Sie die wichtigsten Anwendungsgebiete des ätherischen Schwarzkümmelöls, bei denen durchaus vielversprechende Resultate zu erwarten sind:

ganzheitliche Wirkung der Aromatherapie

- ■ Konzentrationsprobleme
- ■ mentale Erschöpfungszustände
- ■ altersbedingter geistiger Abbau
- ■ Schlafstörungen
- ■ Hyperaktivität
- ■ Depressionen

Nigellin

Ein weiterer Bestandteil von Schwarzkümmel ist das Nigellin. Dieses Alkaloid ist an vielen Vorgängen des gesamten Verdauungstraktes beteiligt und entfaltet dadurch ein breites Wirkungsspektrum. Alkaloide **Stoffwechsel-** sind Stoffwechselendprodukte, die als Alkaloidgemische in allen **endprodukte** Pflanzenteilen vorkommen können. Sie verleihen den Pflanzen nicht nur den bitteren Geschmack, sondern man kann ihnen auch gezielte energetische Eigenschaften nachweisen.

> **!** Alkaloide gehören zu den stärksten Pflanzenwirkstoffen, sie können aber auch giftig sein und sind deshalb nur mit Vorsicht zu verwenden.

Daß deren Nebenwirkungen schon früher bekannt waren und nicht immer zum Wohle der Menschen eingesetzt wurden, belegen alte Dokumente aus den »Hexenküchen«, in denen Alkaloide als unerläßliche Ingredienzien für bewußtseinsverändernde und narkotisierende Mischungen dienten.

In der ayurvedischen Heilkunde wird Bitteres mit den Eigenschaften kühl, leicht und trocken in Verbindung gebracht.

Traditionell wurden die Alkaloide daher vor allem zur Regulierung der Körperflüssigkeiten, der Körpertemperatur und zur Reinigung der Säfte eingesetzt. Auch in der modernen Naturmedizin werden sie gerne als Magen-Darm- und als Leber-Galle-Mittel verordnet. Man **krampf-** schätzt sie wegen ihrer appetit- und verdauungsanregenden Wirkung **lösende,** und ihre die Leber- und Gallenfunktion stimulierenden Eigenschaft. **appetit- und** Ebenso bekannt ist die krampflösende Wirkung. **verdauungs-**
anregende
Wirkung

> Alkaloide fördern generell die Ausschüttung von Körperflüssigkeiten, was sich in dem schweißtreibenden und den Speichelfluß anregenden Effekt zeigt. Als Gegenpol zum Süßen können sie außerdem das Verlangen nach Süßigkeiten dämpfen.

Die regulierenden und harmonisierenden Eigenschaften der Alkaloide wirken sich zudem positiv auf das Säure-Basen-Gleichgewicht des Körpers aus. Da der menschliche Organismus eine leichte Tendenz zum sauren Milieu aufweist, kann die freiwillige Einnahme – sprich die »bittere Pille« – dafür sorgen, daß nicht auch die Psyche mit der Zeit sauer auf das Leben reagiert. Und wenn man weiß, daß das saure Milieu den idealen Nährboden für Viren, Bakterien oder Pilze bereitet, ist es um so wichtiger, einen Säureüberschuß bereits im Ansatz zu vermeiden. So verweist auch der Volksmund auf die tieferen Zusammenhänge von Alkaloiden und realen Lebenserfahrungen. Meist muß auf dem Weg der Heilung eine »bittere Pille« geschluckt werden, oder man muß der »bitteren Wahrheit« zumindest ins Auge blicken, um am Ende nicht »verbittert« durchs Leben zu schreiten.

Saponine

Das Saponin Melanthin ist ein pflanzliches Glykosid. Mit einem Anteil von 1,5 Prozent ist es ein weiterer wichtiger Bestandteil der Nigella sativa.

Im weitesten Sinne unterstützt es die pharmakologischen Wirkungen des Alkaloids Nigellin auf den Stoffwechsel, hat also ebenfalls verdauungsfördernde, appetitanregende, ausleitende und reinigende Eigenschaften. Weil Saponine in Verbindung mit Wasser stark schäumen, werden sie oft mit Seife verglichen, sie weisen jedoch keinerlei alkalische Reaktionen auf. Da sie aber tatsächlich reinigen, verwendete man sie in der Antike trotz alledem als Waschmittel. In puncto »innere Reinigung« zeigen die Erfahrungen der Volksmedizin, daß sie als schnell wirkende Abführ- und Brechmittel durchaus hilfreiche Dienste leisten können.

»innere Reinigung«

Da Saponine in der Lage sind, starke lokale Reizwirkungen hervorzurufen, werden sie häufig auch bei Bronchialerkrankungen verordnet, um so für eine rasche Lockerung und einen schnellen Abtransport des Bronchialschleims zu sorgen. Als bewährte Hausmittel werden Saponine bei verschiedenen Hauterkrankungen oder Ekzemen eingesetzt.

Schwarzkümmel und seine Wirkung auf das Immunsystem

Krankheit als Folge geschwächter Immunabwehr

In der Schulmedizin wird nach wie vor die These vertreten, daß Krankheit eine Folge von bakteriellen oder viralen Infektionen ist. In diesem Zusammenhang betonen die Mediziner auch, daß eine Erkrankung in der Regel nur dann durchbricht, wenn das Immunsystem durch bestimmte äußere oder innere Faktoren geschwächt ist. Denn dank des ausgefeilten Abwehrsystems des Organismus gelingt es Krankheitserregern unter normalen Umständen kaum, sich im Körper auszubreiten. Ein intaktes Immunsystem hält für die Abwehr von körperfremden Strukturen und damit für die Gesunderhaltung des Organismus spezielle Erkennungsmoleküle bereit, wie Antikörper und T-Zell-Rezeptoren.

Wird der Körper von fremden Zellen, Viren oder anderen Eindringlingen befallen (auch Antigene genannt), werden die sogenannte spezifische Immunabwehr gestartet und die entsprechenden Antikörper alarmiert. Der menschliche Organismus verfügt über etwa 100 Millionen verschiedene Antikörper, die bis zur Aktivierung durch ein Antigen gewissermaßen in Warteposition verharren. Bleibt die entsprechende Immunabwehr aus und erkennt der Organismus die Gefahr nicht, die von den Eindringlingen ausgeht, kann die Erkrankung dramatische, unter Umständen sogar lebensbedrohliche Ausmaße annehmen.

100 Millionen verschiedene Antikörper

Aber auch eine normal ablaufende Immunreaktion nimmt den Organismus stark in Anspruch, was sich im Auftreten spezifischer Symptome äußert. Die Schulmedizin weiß natürlich um diese Zusammenhänge, allerdings trägt sie mit den herkömmlichen Behandlungsmethoden nicht gerade dazu bei, die Immunkräfte zu stärken. Ganz im Gegenteil:

> Einige Präparate, allen voran die Antibiotika, helfen zwar scheinbar sofort, schwächen auf Dauer aber die körpereigenen Abwehrtruppen.

Um so erfreulicher ist es, daß die Natur Heilmittel wie das Schwarzkümmelöl bereitstellt. Der größte Vorteil der natürlichen Pflanzenpräparate besteht darin, daß diese den Gesamtorganismus nicht wie die chemischen Medikamente schwächen, sondern vielmehr seine Selbstheilungskräfte stärken. Durch den gezielten und vor allem nebenwirkungsfreien Einsatz von Schwarzkümmelöl kann selbst ein geschwächtes Immunsystem stimuliert und somit ein natürlicher Heilungsprozeß eingeleitet werden.

nebenwirkungsfreier Einsatz von Schwarzkümmelöl

Um eine Vorstellung davon zu bekommen, welche positiven Wirkungen Schwarzkümmelöl im einzelnen auf das Immunsystem hat, möchte ich einen kleinen Exkurs über die Arbeitsweise des Immunsystems anschließen.

Wie funktioniert das Immunsystem?

Unser Immunsystem ist aus verschiedensten Zellen zusammengesetzt, die durch Zellteilung ständig erneuert werden. Für die Immunabwehr stehen dem Organismus sogenannte Erkennungsmoleküle, die bereits erwähnten Antikörper und T-Zell-Rezeptoren, zur Verfügung. Dringen nun körperfremde Substanzen wie Viren, Pilze oder Bakterien in den Organismus ein, werden diese hochspezialisierten Erkennungsmoleküle aktiviert, die die feindlichen Mikroorganismen ausfindig und unschädlich machen. Auch alte und kranke Körperzellen, beispielsweise virusbefallene Zellen oder Krebszellen, werden von der Immunabwehr erkannt und eliminiert. Diesen komplexen Abwehrmechanismus unseres Körpers kann man sich vereinfacht folgendermaßen vorstellen:

Antikörper und T-Zell-Rezeptoren

■ Haut und Schleimhäute bilden den äußeren Schutzwall gegenüber körperfremden Mikroorganismen. Gelingt es den Eindringlingen dennoch, über Körperöffnungen wie Nase, Mund, Ohren, After oder offene Wunden in den Körperkreislauf zu gelangen, treffen sie dort auf die erste Bastion – die weißen Blutkörperchen oder Lymphozyten.

■ Die Lymphozyten übernehmen die Aufgabe, körperfremde und krank machende Substanzen zu erkennen und die Freßzellen (Phagozyten) zu mobilisieren. Diese Freßzellen gelangen über die Blutbahn zu den Erregern und vernichten diese.

■ Eine weitere Aufgabe der Lymphozyten besteht in der Produktion von Immunglobulinen (Antikörpern), die vom Körper dringend benötigt werden, wenn größere Mengen von Krankheitserregern oder körperfremden Substanzen (Antigenen) eingedrungen sind.

■ Die Immunglobuline oder Antikörper verfügen über bestimmte Erkennungsstrukturen, mit denen sie charakteristische Teile von Eindringlingen (Antigene) erkennen und dann sozusagen lahmlegen können. Jetzt haben die Freßzellen ein leichtes Spiel.

■ Die »Baupläne« für diese spezifischen Antikörper werden in den Gedächtniszellen gespeichert, um sie bei Bedarf schnell und effektiv reproduzieren zu können.

> Generell unterscheidet man zwei Arten der Immunität: die angeborene und die erworbene. Die angeborene Immunität wird jedem Neugeborenen über die Mutter mitgegeben. Sie allein reicht jedoch nicht aus, den Körper auch während des Heranwachsens vor allen Krankheitserregern zu schützen. In diesem Falle greift das erworbene Immunsystem ein. Dabei werden die in den Gedächtniszellen gespeicherten Informationen abgerufen, der Organismus bildet die entsprechenden Antikörper, die wiederum die Eindringlinge vernichten.

Welche Ursachen kann eine Abwehrschwäche haben?

Wer sich, sein Verhalten und seine Lebensgewohnheiten selbstkritisch unter die Lupe nimmt, wird auf Anhieb eine Vielzahl von Faktoren nennen können, die weder seiner Gesundheit noch deren Erhaltung dienen.

Ernährung, hektische Lebensgewohnheiten und übermäßiger Konsum von Genuß- oder Suchtstoffen

Angefangen bei der Ernährung über hektische Lebensgewohnheiten bis zum übermäßigen Konsum von Genuß- oder Suchtstoffen lassen viele Menschen kaum etwas aus, was ihrer Gesundheit schaden könnte. Wir selbst schwächen also unseren Körper und seine natürliche Abwehrbereitschaft gegenüber krank machenden Einflüssen.

Solange wir unsere Gesundheit als Selbstverständlichkeit betrachten, brauchen wir uns nicht darüber zu wundern, wenn uns die Krankheit von heute auf morgen auf den Boden der Realität zurückwirft und uns mit Beschwerden und Leid auf den schwerwiegenden Verlust aufmerksam macht. Leider sind viele Menschen in der Regel erst dann in der Lage, ihr größtes Gut, nämlich die Gesundheit, zu achten, wenn diese bedroht oder bereits verloren ist. Im folgenden möchte ich daher einige »Gesundheitskiller« in Erinnerung bringen, die heutzutage leider ein Großteil der Menschen betreffen.

»Gesundheitskiller«

Psychische Belastungen

Wer unter Kummer leidet, beispielsweise den Lebenspartner verloren hat, oder mit einer Situation, etwa mit der Pflege eines schwerkranken Familienmitglieds, hoffnungslos überlastet ist, sollte unbedingt auf Zeiten der Regeneration und Abwechslung achten. Die ständige Konfrontation mit dem Leid oder eine vermeintlich ausweglose Lebenslage kann schließlich dazu beitragen, daß die eigene Immunabwehr gegen Null geht und man sich über kurz oder lang dem Leben und seinen Anforderungen nicht mehr gewachsen sieht.

ständige Konfrontation mit dem Leid

Streß

Fast scheint es, als wäre Streß eine Modekrankheit, unter der nahezu jeder Mensch leidet. Wie aus einem Munde tönt es von der Putzfrau bis hin zum Manager: »War der Tag heute wieder stressig.«

Manche glauben sogar, daß die Menschen, die dies nicht von sich behaupten, die also nicht unter Streß stehen, die Versager der Gesellschaft sind und demnach den ganzen Tag nichts zu tun haben. So flüchtet sich unsere Gesellschaft in den Dauerstreß, der uns ein Alibi für unsere Schaffenskraft und unsere vordergründige Arbeitsbereitschaft gibt. Bemerkenswert ist dabei jedoch, daß der Streß im Berufs- und Freizeitleben in dem Maße zunimmt, in dem die wöchentliche Arbeitszeit ab- und die entsprechende Freizeit zunimmt. So begeben wir uns freiwillig in den Teufelskreis einer Leistungsspirale, die uns nur dann zufrieden auf einen Tag zurückblicken läßt, wenn wir auch wirklich genügend unter Streß »gelitten« haben. Dabei vergessen wir allerdings, daß Streß – ob natürlich erlebt oder künstlich aufgebaut – immer mit dazu beiträgt, die natürliche Immunabwehr zu schwächen.

Teufelskreis der Leistungsspirale

> Wesentlich gesünder wäre es, die anstehenden Aufgaben und das damit verbundene Prestige etwas lockerer zu nehmen und sich mehr um sein geistiges, seelisches und körperliches Wohlbefinden zu sorgen.

Körperliche Trägheit

Bewegungsmangel, eine typische Erscheinung in den westlichen Hightech-Gesellschaften, ist ein Hauptauslöser für degenerative Fehlfunktionen des Körpers wie Muskelrückbildung, unzureichende Durchblutung der Organe und Sauerstoffmangel der Zellen.

Bewegungsmangel

Aufnahme von Giftstoffen

Der Körper verfügt leider über kein Abwehrsystem gegen moderne chemisch erzeugte Gifte, wie Schädlingsbekämpfungsmittel, Düngemittel, Pestizide oder Gifte im Wohnbereich. Auch Schwermetallen (z.B. Amalgamfüllungen in den Zähnen) oder Autoabgasen ist er hilflos ausgesetzt, was im Laufe der Jahre zwangsläufig zu einer **Schwächung der Immunabwehr** führt. Um so wichtiger ist es, in den Bereichen für eine gesunde Lebensweise zu sorgen, in denen wir es selbst in der Hand haben.

Strahlenbelastung

Neben der natürlichen Erdstrahlung, die an sich schon eine Belastung für das Immunsystem darstellt, muß der Organismus heutzutage mit einer **Vielzahl anderer hochfrequenter Strahlentypen** fertig werden. Denken wir nur an die ständig wachsende Gemeinde der Mobilfunktelefonierer, an Mikrowellenherde oder an die verschiedensten medizinischen Bestrahlungsgeräte.

Denaturierte Nahrungsmittel und Mangelernährung

Minderwertige, denaturierte und nährstoffarme Nahrungsmittel, die von der Massenproduktion der Nahrungsmittelindustrie auf den Markt geworfen werden, sind – trotz allem Überfluß in den Lebensmittelläden – mit ein Grund, daß viele Menschen mit einigen Nährstoffen nur noch mangelhaft versorgt sind.

Zudem führt der überdurchschnittlich hohe Konsum von Genußmitteln, zum Beispiel von Tabak, Alkohol oder Süßigkeiten, zu regelrechten Krisensituationen im Körper, die der natürlichen Abwehrbereitschaft des Immunsystem zusätzlich schaden.

Unkontrollierte und unsinnige Medikamenteneinnahme

Medikamente sollten eigentlich dazu beitragen, die Gesundheit des Menschen zu fördern und das Immunsystem zu stärken. Leider sieht die Realität anders aus:

Der menschliche Organismus wird durch die Einnahme verschiedenster Medikamente zunehmend stärker belastet. In vielen Fällen heben die Nebenwirkungen der Präparate den erhofften therapeutischen Nutzen sogar auf.

> **!** Der schnelle und oft gedankenlose Griff zur Pille schwächt auf
> Dauer das Immunsystem, bei längerer Einnahme der meisten Medikamente sind daneben schwere gesundheitliche Schäden zu befürchten.

Das Resultat dieser Entwicklung zeigt sich in einer überforderten, teilweise sogar autoaggressiv reagierenden Körperabwehr. Ein völliger Zusammenbruch des Immunsystems scheint dann nur noch eine Frage der Zeit zu sein. So sollten wir uns tunlichst darum bemühen, unsere körpereigene Immunabwehr zu stärken und sie natürlich, beispielsweise mit Schwarzkümmel, in ihrem Wirken zu unterstützen. Daneben sollten wir allerdings nicht aus den Augen verlieren, daß jeder einzelne dafür verantwortlich ist, die Grundlagen für ein starkes und dauerhaft gesundes Abwehrsystem zu schaffen, indem er sich die Einheit von Körper, Seele und Geist in Erinnerung ruft und auch aus diesem Einheitsgedanken heraus sein Leben einrichtet.

Autoaggressiv reagierende Köperabwehr

So kann Schwarzkümmel das Immunsystem stärken

Die allergische Immunreaktion

Eine allergische Immunreaktion äußert sich beispielsweise in Hautkrankheiten, Asthma oder Heuschnupfen. Eine erfolgreiche Behandlung sollte allerdings nicht darauf beschränkt bleiben, allein die Symptome zu bekämpfen, sondern der Ursache der Erkrankung auf den Grund gehen. Neben der Therapie der häufig unangenehmen Folgen sollte daher die Stärkung des Immunsystems an erster Stelle stehen. Mit Schwarzkümmel kann man diesem Anspruch zumindest auf der stofflichen Ebene gerecht werden. Die im Schwarzkümmel enthaltenen es-

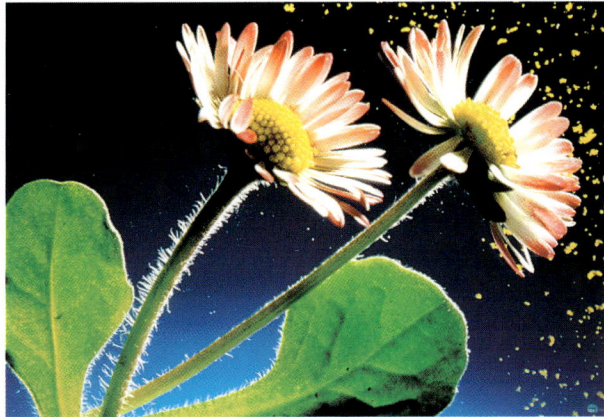

Abb. 11: Blütenstaub löst allergische Reaktionen aus – den sogenannten Heuschnupfen

Hautkrank-
heiten,
Asthma, Heu-
schnupfen

sentiellen Fettsäuren dämmen Entzündungsherde ein, seine gefäßerweiternde, entkrampfende und sekretlösende Wirkung macht sich bei
vielen allergischen Reaktionen wie Bronchialasthma, Hausstauballer-
gie, Heuschnupfen oder ähnlich gelagerten Krankheitsbildern positiv
bemerkbar.

Bei heftigen allergischen Symptomen des Körpers sollte allerdings
immer auch der psychologische Hintergrund der Erkrankung be-
leuchtet werden. Bei manchen Menschen kompensiert der Organismus mit seiner Überreaktion ein hohes Maß an Aggression
oder starke Sensibilität.

Es findet gewissermaßen eine Art »psychische Hochrüstung« statt,
die sich auf der körperlichen Ebene gegen ein überzogenes Feindbild
richtet. Statt die wahren Feinde wie Bakterien oder Viren zu bekämpfen, werden bei der allergischen Reaktion Substanzen, die dem Körper eigentlich nicht gefährlich werden wie Lebensmittelbestandteile,
Blütenpollen
oder Haus-
tierhaare
Blütenpollen oder Haustierhaare, zum Feind erklärt und bekämpft.
Im übertragenen Sinne könnte der Weg zur Heilung darin bestehen,
den Umgang mit »heißen Eisen« zu erlernen, dem Leben die Stirn zu
bieten und die täglichen Herausforderungen anzunehmen.

Bei geschwächtem Immunsystem

Eine Abwehrschwäche des Körpers kann durch verschiedenartigste
Faktoren ausgelöst werden. Die Schulmedizin nennt hier häufig eine
falsche Lebensweise und umweltbedingte Belastungen. Tatsächlich ist
es so, daß immer mehrere Faktoren zusammenkommen müssen, bis
sich die Immunschwäche in Form einer Krankheit äußert. Im Ex-
Zusammen-
bruch des Im-
munsystems
tremfall sind wir dann mit dem völligen Zusammenbruch des Immunsystems konfrontiert. Eine Behandlung der Symptome sollte
nach wissenschaftlicher Lehrmeinung folgende drei Ziele verfolgen:

- T-Abwehrzellen stärken und vermehren,
- die B-Zellen-Produktion von Antikörpern erhöhen,
- bestehende Immunblockaden auflösen.

Schwarzkümmel reguliert das Abwehrsystem des Organismus auf
verschiedenen Ebenen. Seine Wirkstoffkombination schützt die Zellen vor äußeren Angriffen, stärkt die Zellmembranen und macht sie
dadurch widerstandsfähiger. Außerdem wird der lebensnotwendige
Zellstoffwechsel mobilisiert, der bei starker Beeinträchtigung den

idealen Nährboden für Bakterien und Keime und in der Folge auch für schwerwiegende Erkrankungen wie Aids oder Krebs bereitet.

> Von wesentlicher Bedeutung für die Stärkung der Immunabwehr ist die antioxidative Wirkung des Schwarzkümmels.

Seine antioxidativen Schutzsubstanzen spüren Freie Radikale auf und machen sie schließlich unschädlich. Die Schwarzkümmeltherapie kann durch die Einnahme weiterer Antioxidantien wie Provitamin A, Vitamin E, Melatonin oder Grapefruitkernextrakt effektiv unterstützt werden.

Wie bei allen Immunschwächestörungen sollte der psychologische Hintergrund auch hier nicht außer acht gelassen werden. Eine körperliche Abwehrschwäche ist häufig mit unbewußter Abwehr auf der psychischen Ebene gekoppelt. Dabei kompensiert der Körper das geheime Verlangen, sich vom Leben »erregen« zu lassen, in der Form, daß er zwar den Erregern in Form von Viren oder Bakterien die Pforten öffnet, sich aber im Alltag allen neuen Eindrücken tunlichst widersetzt. Anders ausgedrückt: Der Mangel besteht in der Unfähigkeit, sich innerlich zu öffnen.

psychische Ebene

Schwarzkümmel
bei Magen-Darm-Störungen

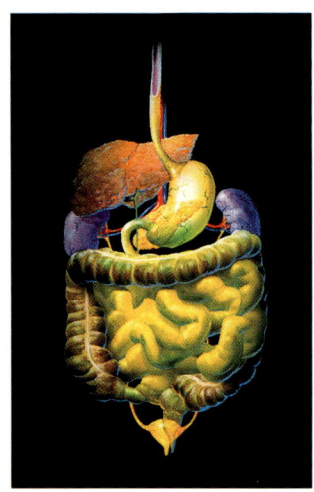

*Abb. 12:
Menschliche
Verdauungs-
organe*

Die Gesundheit des Menschen steht in engem Zusammenhang mit der Gesundheit des Darms. Gesunder Darm – gesunder Mensch, so die einfache Gleichung, die wir uns täglich vor Augen halten sollten. Und wer bereit ist, seinen Lebensstil selbstkritisch unter die Lupe zu nehmen, wird feststellen, daß wir selbst allzu oft die »Übeltäter« sind, die dem Darm die Arbeit erschweren.

! Denaturierte Lebensmittel, falsche Eßgewohnheiten, Streß und Hektik sind oftmals die Ursachen von Darmstörungen.

Ein gut funktionierendes Verdauungssystem bestimmt maßgeblich unser Wohlbefinden. Ein kranker Darm ist für den Menschen dagegen eine enorme Belastung und kann ihn in eine Lebens- und Funktionskrise stürzen. Er ist der Auslöser vieler schwerer Leiden, die sogar tödlich enden können. Doch nur, wenn wir die vielen faszinierenden Vorgänge kennen, die in unserem Darm tagtäglich ablaufen, und wenn wir wissen, wie und vor allem wodurch Darmerkrankungen hervorgerufen werden, können wir alte gesundheitsschädliche Gewohnheiten ablegen und durch ein neues Lebens- und Ernährungsprinzip ersetzen. Denn es steht fest, daß ein erkrankter Darm seiner wichtigsten Aufgabe, nämlich der Verwertung von Nahrung und deren Umwandlung in lebenswichtige Energie, nicht mehr nachkommen kann.

**neues
Lebens- und
Ernährungs-
prinzip**

Geht die Darmflora zugrunde, sind Krankheitserregern Tür und Tor geöffnet. Infektionen führen zu weiteren Darmfunktionsstörungen und schließlich dazu, daß dem Gesamtorganismus Mensch schwer zugesetzt wird.

Wie kommt es zur Erkrankung des Darms?

In einem gesunden Darm besiedeln Tausende Bakterien die Darmschleimhaut, die sogenannte Darmflora. Doch nicht allein die Menge, auch das richtige Verhältnis der verschiedenen Keime zueinander ist von großer Bedeutung für unsere Gesundheit.

Darmflora

Unser Darm stellt ein Bindeglied zwischen der Innenwelt und der Außenwelt dar. Durch die Nahrungsaufnahme wird er mit vielen verschiedenen Stoffen konfrontiert, die ihm eigentlich völlig fremd sind. Dazu zählen beispielsweise Mikroorganismen wie Bakterien, Viren und Pilze und deren Stoffwechselprodukte (die Toxine) oder auch Würmer beziehungsweise Wurmeier. Nicht zu vergessen die zahlreichen Schad- und Fremdstoffe aus der Umwelt.

Schon diese kleine Aufzählung macht deutlich, wie sehr der Darm gefordert ist, gegen all diese Eindringlinge effektiv vorzugehen und sein Abwehrsystem aufrechtzuerhalten. Eine wesentliche Schutzfunktion übernehmen dabei die im Darm ansässigen Bakterien. Gelingt es einigen Mikroorganismen dennoch, sich im Darm anzusiedeln und sich zu vermehren, ist die geschwächte Darmschleimhaut nicht mehr in der Lage, die Abwehrmechanismen zu mobilisieren und gegen die schädlichen Eindringlinge vorzugehen. Der Darm ist krank, und es bedarf einiger Ausdauer und Mühe, den natürlichen Schutzwall des Darms, die Darmflora, wiederherzustellen.

im Darm ansässige Bakterien

Hilfe durch Darmreinigung und Darmsanierung

Die Säuberung des Darms von Kotresten, Stoffwechselschlacken und Giftstoffen bezeichnet man als Darmreinigung. Weitverbreitete und altbewährte Methoden hierfür sind Heilfastenkuren, verschiedene Formen von Bewegungstherapien oder naturheilkundliche Ausleitungsverfahren. Auch Einläufe und Trinkkuren sind durchaus hilfreiche Mittel der Darmreinigung.

All diese Behandlungen fördern die Ausscheidungsfunktionen nicht nur des Darms, sondern des ganzen Körpers. Die krank machenden Substanzen werden dabei über die Organe Darm, Blase und Haut ausgeschieden.

Nach einer erfolgreichen Darmreinigung erfolgt die eigentliche Darmsanierung. Denn erst wenn sämtliche Darmfältchen von Altlasten befreit sind, kann sich die Darmflora mit ihren dazugehörigen natürlichen Darmbakterien regenerieren. Der Aufbau einer gesunden Darmflora kann durch viele pflanzliche Stimulanzien unterstützt wer-

pflanzliche Stimulanzien

den. Zu ihnen gehören Schwedenbitter, Tinctura amara, Aloe vera und besonders natürlich der Schwarzkümmel, der uns an dieser Stelle besonders interessieren soll.

Was bewirkt Schwarzkümmel bei Magen-Darm-Beschweden?

Schwarzkümmel kann ohne Bedenken bei allen Befindlichkeitsstörungen im Magen-Darm-Bereich eingenommen werden. In der ägyptischen Heilkunde wird er schon seit langer Zeit als Universalmittel bei folgenden Störungen verordnet:

- Darmpilze
- Darmentzündungen
- Durchfall
- Erbrechen
- Geschwüre im Magen-Darm-Trakt
- Sodbrennen
- Blähungen und nervöser Darm

Mittlerweile konnte in Untersuchungen belegt werden, daß die verdauungsfördernde und blähungshemmende Wirkung sowie die heilende Eigenschaft bei schweren Darmstörungen dem Melanthin aus der Gruppe der Saponine und dem Alkaloid Nigellin zu verdanken sind. Beide Stoffe wirken stark ableitend, begünstigen also die natürliche Darmreinigung und verstärken die Harnausscheidung, was den Abbau überschüssiger Säuren im Körper zur Folge hat.

Abbau überschüssiger Säuren

> **!**
> **●**
> Bei leichteren Beschwerden wie Durchfall, Bauchschmerzen oder Sodbrennen empfiehlt sich in akuten Fällen eine kurzzeitige Behandlung mit Schwarzkümmeltee: Den frisch aufgebrühten Tee zwei- bis dreimal täglich zwischen den Mahlzeiten trinken.

Kehren die Störungen jedoch häufig wieder oder sind diese sogar chronisch, sollte eine mehrwöchige Kur mit Schwarzkümmelöl oder Schwarzkümmelkapseln durchgeführt werden.

Funktionsstörungen der Leber, der Galle und des Gallenabflusses

So funktioniert die Leber

Die Leber befindet sich im Oberbauch und erstreckt sich von der rechten Seite bis etwa eine Handbreit unter die linke Brust. Sie hat ein Gewicht von ungefähr eineinhalb Kilogramm. So imponierend ihre Erscheinung und ihre Lage im Körper sind, so vielfältig sind auch ihre Aufgaben im Stoffwechselgeschehen.

Die Leber erhält über die Pfortader, ein riesig anmutendes Blutgefäß, die Nahrungsteilchen, die von den Vorgängerorganen wie Magen, Dünndarm, Dickdarm, Milz und Bauchspeicheldrüse für die weitere Verarbeitung in der Leber vorbereitet wurden. In ihr werden nun diese Ausgangsstoffe, ähnlich wie in einem Chemielabor, zu neuen Substanzen umgewandelt, die der Organismus für die Aufrechterhaltung seiner Funktionen und seiner Gesundheit braucht.

Im Vergleich zu den anderen Verdauungsorganen ist die Leber somit als einziges Organ in der Lage, etwas völlig Neues zu produzieren: In ihr werden die Bausteine aus der Nahrung, die im Verdauungstrakt nur in kleinere Bestandteile zerlegt und aufgespalten wurden – sich gewissermaßen ständig in der Abbauphase befanden –, zu neuen Substanzen zusammengesetzt – also für die Aufbauphase verwendet. Aus diesem Grund wird die Leber in der Medizin als das größte Stoffwechselorgan des Menschen bezeichnet. Die herausragende Stellung der Leber im Gesamtorganismus Mensch ist bereits seit langem bekannt: In der Traditionellen Chinesischen Medizin wird die Leber dem Prinzip des Frühlings zugeordnet, was mit einem Neuanfang und Veränderungen zu tun hat.

größtes Stoffwechselorgan des Menschen

Aufgaben der Leber

Die Aufgaben der Leber sind so vielfältig, daß man viele Seiten damit füllen könnte.

Braucht der Körper ein bestimmtes Enzym – die Leber stellt es aus den vorhandenen Bausteinen her. Benötigen wir spezifische Eiweiße, beispielsweise zur Reparatur von Hautverletzungen – die Leber hat sie flugs parat. Sind die Fließeigenschaften des Blutes außerhalb der

Norm – die Leber versorgt das Blut sofort mit den entsprechenden Substanzen. Werden bestimmte Nährstoffe wie Zucker oder Fette gerade nicht benötigt – packt sie die Leber wie in einen Vorratsschrank und legt sie für den späteren Gebrauch sozusagen auf Eis.

> Das hervorstechendste Merkmal der Leber ist jedoch ihre Fähigkeit, vorhandene, aber nicht passende »Bauteile« durch Hinzufügen oder Entfernen bestimmter Teilchen so zu verändern, daß der Bedarf befriedigt werden kann.

Nicht benötigte Moleküle werden wie in der modernen Abfallentsorgung über den Gallengang in die Gallenblase weitergeleitet.

So arbeitet die Galle

Gallenblase

In der Galle finden sich daher die Stoffe wieder, die von der Leber gewissermaßen in letzter Sekunde als nicht lebenserhaltend eingestuft und daher vom Blutkreislauf abgesondert werden. Tagtäglich produziert die Leber durchschnittlich etwa einen Liter Gallensaft. Dieses Sekret wird in einer birnenförmigen Ausbuchtung des Gallengangs, der Gallenblase, gespeichert, die sich in einer kleinen Grube auf der Rückseite der Leber befindet.

Aufgaben der Galle

»Wenn einem die Galle überläuft...«

Die Galle ist im Volksmund vor allem dadurch bekannt, daß sie einem schnell »überlaufen« oder »hochkommen« kann. Wenn einem etwas bitter aufstößt oder eine »Laus über die Leber läuft«, ist die Galle gefragt. In der Gallenflüssigkeit sind somit die physischen und im übertragenen Sinne auch die psychischen Ungereimtheiten des Lebens vereint. Über ein eigens dafür vorgesehenes Kanalsystem, das sich zunächst aus einem Netz kleinerer Kanälchen zusammensetzt und später als einheitlicher Gallengang im Zwölffingerdarm endet, wird die Gallenflüssigkeit bei Bedarf direkt in den Darm abgegeben, wo sie für die Fettverdauung verwendet wird. Sobald Fette mit der Darmwand in Berührung kommen, macht sich der Gallensaft an seine Arbeit.

Störungen von Leber und Galle

Alkohol und Nikotin stehen auf der Liste der Genußmittel, die unsere Leber stark belasten, ganz oben. Ihre Funktionstüchtigkeit wird daneben durch Störungen im Säure-Basen-Haushalt des Körpers (die Azidose) erheblich gemindert. Da sich Beeinträchtigungen dieses wichtigen Organs indirekt auch auf die Gallenfunktion und den Fettstoffwechsel auswirken, beginnt ein regelrechter Teufelskreis: Kommt es zu einer Übersäuerung des Körpers, werden, bedingt durch den behinderten Gallenfluß, wichtige Funktionen der Leber gestört. **Äußerliche Symptome** sind Hautreizungen, nachlassende Sehkraft und mangelhafte Vitalität.

> Sind die Ausgleichsmechanismen des Körpers erschöpft, werden bei einem Säurenotstand die Körpersäfte eingedickt, einige Inhaltsstoffe kristallisieren und bilden in den Organen Blase, Niere oder Galle Grieß oder Steine.

Verständlich, daß der Gesundheit der Leber besondere Beachtung geschenkt werden sollte.

Wie kann Schwarzkümmel helfen?

Das Alkaloid Nigellin regt die Funktionen von Leber und Galle an, wodurch auch der Fettstoffwechsel wieder mobilisiert werden kann. Daneben entfalten Alkaloide krampflösende Wirkungen, die chronische Entzündungen lindern und der Steinbildung vorbeugen. Die ätherischen Inhaltsstoffe des Schwarzkümmels stimulieren den **Gallenfluß**, sind also galletreibende Substanzen, und helfen bei Krampfzuständen und starken Schmerzen.

! Bei akuten Gallenstein-Koliken sollte dreimal täglich ein Aufguß aus Schwarzkümmelsamen und Gewürznelken zu gleichen Teilen getrunken werden. Bei länger anhaltenden Beschwerden empfiehlt sich zusätzlich ein halber Teelöffel Schwarzkümmelöl.

Therapeutische Wirkungsweisen des Schwarzkümmels in der Frauenheilkunde

Muttermilch gilt nach wie vor als die ideale Nahrung für Babys. Sie ist optimal auf den Nährstoffbedarf von Säuglingen abgestimmt und enthält Eiweiß, Fette, Zucker und Mineralien in genau dem Verhältnis, wie es von dem noch sehr empfindlichen Verdauungssystem des Babys verarbeitet werden kann. Daneben wird das Kind über die Muttermilch mit spezifischen Antikörpern versorgt, die vor Infektionen und Krankheit schützen. Dieser Zusatznutzen der Muttermilch macht sich oft erst im Laufe der Jahre bemerkbar. So leiden Kinder, die nicht gestillt wurden, wesentlich häufiger unter Infektionen und Allergien. Wer sein Neugeborenes gesund ernähren will, sollte daher vor allem in den ersten Wochen und Monaten auf Kuhmilch, Kleisterbreie und »tote« Gläschennahrung verzichten.

Beschwerden beim Stillen

Beschwerden beim Stillen treten auf, wenn die Milchgänge der Brust nicht richtig entleert werden. Es kommt zu einem sogenannten Milchstau, die Brüste werden hart und heiß, was meist sehr schmerzhaft ist. Abhilfe schaffen ein häufiges Anlegen des Kindes und zusätzliches Ausstreichen der Milch mit der Hand. Bewährte Hausmittel sind außerdem warme Umschläge oder Quarkauflagen.

! In den arabischen Ländern werden die hilfreichen Eigenschaften von Schwarzkümmel bei der Geburt schon seit langer Zeit geschätzt. Beliebt ist Schwarzkümmel auch als Mittel zur Förderung der Milchbildung. So verabreicht man Wöchnerinnen, die über mangelnde Milchsekretion klagen, täglich drei Tassen Schwarzkümmeltee, um den Milchfluß in Gang zu bringen.

Hilfe beim Prämenstruellen Syndrom und bei Menstruationsbeschwerden

Manche Frauen, vor allem viele junge Mädchen, leiden unter heftigen Menstruationsbeschwerden. Starke Blutungen, krampfhafte Schmerzen im Unterleib, Schwächegefühle, Schwindel und Müdigkeit lassen die Tage der Monatsblutung zu einer wahren Leidenszeit werden. Folgen dieser Symptome sind schleichende Blutarmut in Verbindung mit Kreislaufschwäche und Konzentrationsproblemen. Dahinter verbirgt sich häufig ein Mangel an Kalzium, Kalium und Magnesium. Diese wichtigen Mineralstoffe können durch Vollkornkost und natürliche Präparate wieder zugeführt werden. Meiden Sie an den kritischen Tagen allerdings Getränke wie Cola und Kaffee, die körperliche Unruhe und Anspannung hervorrufen und somit die Menstruationsschmerzen verstärken.

schleichende Blutarmut, Kreislaufschwäche und Konzentrationsprobleme

! Genauso wichtig: Entspannung. Hören Sie auf Ihr natürliches Ruhebedürfnis, und stellen Sie die Pflichten des Alltags ruhig mal hinten an.

Einige Frauen sind allerdings schon in der Zeit vor der Regelblutung mit körperlichen und psychischen Beschwerden belastet, die im Fachjargon als »Prämenstruelles Syndrom« bezeichnet werden. Auslöser dieser Störungen, die bereits nach dem Eisprung einsetzen können, ist ein Mißverhältnis der Geschlechtshormone, die normalerweise auf die psychische Verfassung einen synergetischen, harmonisierenden Effekt ausüben. Als häufigste Symptome werden ausgeprägte Stimmungsschwankungen, Reizbarkeit, Heißhunger, Kopfschmerzen und Wassereinlagerungen in Brüsten, Händen und Füßen genannt. Bewährte vorbeugende Selbsthilfemaßnahmen sind Sport und ausreichende Bewegung mit ausgedehnten Entspannungsübungen, eine ausgewogene, aber salzarme Ernährung und regelmäßige Ruhephasen.

psychische Verfassung

! Als besonders hilfreich haben sich Schwarzkümmelanwendungen erwiesen. Beispielsweise entspannen warme Bauchkompressen, mit ätherischem Schwarzkümmelöl und heiß aufgegossenem Wasser zubereitet, die Gebärmutter und die Bauchmuskulatur. Zusätzlich empfehlenswert sind täglich zwei Tassen Schwarzkümmeltee.

Die Wechseljahre

Die Wechseljahre, die in der Regel ab dem 40. Lebensjahr beginnen, werden von vielen Frauen als einschneidendes Erlebnis in ihrer persönlichen Entwicklung empfunden. So bringt sich der natürliche Alterungsprozeß besorgniserregend in Erinnerung, was bei vielen Frauen – verbunden mit oft erheblichen Hormonschwankungen – zu depressiven Verstimmungen führt. Paradox dabei ist, daß besonders

depressive Verstimmungen

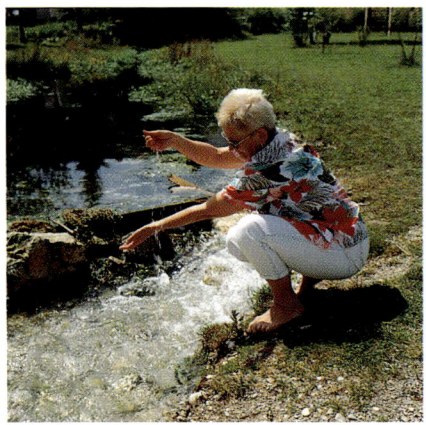

Abb. 13:
Zur Entspan-
nung reicht oft
schon ein
Spaziergang in
der freien Natur

die Frauen unter den typischen Wechseljahresbeschwerden leiden, die sich gegen das Älterwerden sträuben. Anscheinend bewirkt der Kampf gegen das Alter im Organismus folgende Reaktion: Von der Hirnanhangdrüse (Hypophyse) wird in Form einer vermehrten Hormonproduktion die Parole zum Weiterarbeiten ausgegeben. Der Körper reagiert mit Hitzewallungen, Schweißausbrüchen und Herzrasen.

Gerade in diesen schwierigen Jahren kommt es darauf an, sich nicht entmutigen zu lassen. Sprechen Sie ganz offen über Ihre Probleme, und gestalten Sie sich diesen neuen Lebensabschnitt mit neuen Aufgaben und Zielen. Gönnen Sie sich sowohl regelmäßige Entspannungszeiten als auch körperliche Bewegung. Aber vor allem – glauben Sie nicht alles, was man Ihnen einreden will!

Selbstverständlich sollen die körperlichen Symptome an dieser Stelle nicht verharmlost oder gar geleugnet werden. Doch man muß nicht gleich zu Hormonpräparaten greifen, sondern kann diesen Beschwerden auch mit Heilstoffen aus der Natur zu Leibe rücken.

> **!** Schwarzkümmel kann unangenehme Begleiterscheinungen lindern. Empfehlenswert ist ein Kurpräparat. Es wird über einen Zeitraum von drei Monaten in Form von fettem Öl eingenommen.

Zusammenfassend kann gesagt werden, daß die positive Wirkung von Schwarzkümmelpräparaten bei Menstruationsbeschwerden, Problemen bei der Milchbildung, dem Prämenstruellen Syndrom und auch bei Beschwerden während der Wechseljahre Tradition hat. Sie steuern und regulieren die weiblichen Sexualhormone, vor allem während des Monatszyklus, der Schwangerschaft und auch in den Wechseljahren. Zudem sorgen sie für eine Steigerung des Muskeltonus in der glatten Muskulatur der Sexualorgane.

Schwarzkümmel für Kinder

Schwarzkümmelpräparate eignen sich, da sie keinerlei ungewollte oder gar schädliche Nebenwirkungen haben, besonders gut für Kinder. Da die Kleinen das pure fette Öl allerdings meist nicht mögen, kann man das Schwarzkümmelöl alternativ auch in Kapselform verabreichen.

keinerlei ungewollte oder schädliche Nebenwirkungen

!
● Im allgemeinen sollte man sich bei Kindern an der Dosierungsrichtlinie von zweimal täglich einem halben Teelöffel Öl oder einer Kapsel Schwarzkümmelöl über etwa drei Wochen orientieren. Zur Nahrungsergänzung kann eine Kapsel täglich verabreicht werden.

Hyperaktivität bei Kindern

Hinter dem sogannten Zappelphilipp-Syndrom verbirgt sich eine Konzentrationsschwäche, die bei Kindern meist schon vor dem fünften Lebensjahr auftritt. Merkmale dieser Verhaltensstörung sind mangelnde Ausdauer, überstarker Bewegungsdrang, erhöhte Konfliktbereitschaft, Aggressivität und ein Mangel an Selbstvertrauen.

Über die Hintergründe dieser teilweise unkoordinierten Verhaltensweisen der Kinder ist man sich bis heute noch im unklaren. Als auslösende Ursachen werden in Fachkreisen phosphathaltige Nahrungsmittel, die dem Körper Kalzium entziehen, sowie verschiedene Umweltgifte und Konservierungsstoffe in Lebensmitteln diskutiert. Vielleicht sollte man aber auch einmal darüber nachdenken, ob ein hyperaktives Kind überhaupt wirklich krank ist? Drückt sich in seinem Verhalten nicht vielmehr ein Widerspruch zu unserer Idealvorstellung von einem »normalen« und »gesitteten« Kind aus?

Hintergründe unklar

Kommt man dem natürlichen Bewegungsdrang hyperaktiver Kinder nämlich entgegen und motiviert die kleinen Rabauken, beipielsweise Sport zu treiben und über körperliche Aktivitäten persönliche Erfolge zu verbuchen, lernen sie sehr schnell, mit ihrer überschüssigen Energie sinnvoller umzugehen. Um die Konzentrationsfähigkeit des Kindes zu steigern, sollte auf gesunde Ernährung geachtet werden. Naturpräparate wie Schwarzkümmel versorgen den Organismus

gesunde Ernährung

daneben zusätzlich mit den notwendigen Nährstoffen und unterstützen die Bemühungen. Der hohe Anteil an essentiellen (lebenswichtigen) Fettsäuren der Schwarzkümmelpräparate erhöht die allgemeine körperliche und geistige Leistungsfähigkeit, ohne daß negative Nebenwirkungen für das Kind befürchtet werden müssen.

> Bei hyperaktiven Schulkindern kann eine zweiwöchige Kur, bei der   täglich zweimal eine Schwarzkümmelkapsel eingenommen wird, die Unruhezustände erheblich verbessern. Danach kann die Dosis auf eine Kapsel täglich reduziert werden.

Schwarzkümmel als krampflösendes und verdauungsförderndes Arzneimittel bei Kindern

diffuse Bauchschmerzen, Völlegefühl oder Verstopfung

Auch Kinder oder Säuglinge leiden unter allen möglichen Arten von Verdauungsproblemen. Welche Eltern kennen sie nicht, die schlaflosen Nächte, in denen sie die weinenden Kinder stundenlang hin und her tragen, um sie etwas zu beruhigen. Diffuse Bauchschmerzen, Völlegefühl oder Verstopfung sind äußerst schmerzhafte Beschwerden, die schneller und wirkungsvoller Hilfe bedürfen.

Blähungen

Blähungen machen sich auch bei Kindern durch vermehrtes Aufstoßen, Blähbauch und krampfartige Bauchschmerzen bemerkbar. Die Gase im Verdauungstrakt entstehen durch Luftschlucken beim Essen oder Sprechen oder durch den Verzehr schwerverdaulicher Kohlenhydrate wie Hülsenfrüchte oder Kohlgemüse.

Verstopfung

Ursachen

Verstopfung erkennt man durch eine wesentlich verminderte Darmentleerung und äußerst harten Stuhlgang. Die Ursachen sind meist ballaststoffarme Kost, zu geringe Flüssigkeitszufuhr und ein Mangel an körperlicher Bewegung.

Durchfall

Durchfall äußert sich in wäßrigen, breiartigen und teilweise heftigen Darmentleerungen und kann eine Vielzahl möglicher Auslöser haben. Bakterielle Infektionen, Viren, Parasiten, verdorbene Nahrung, Antibiotikatherapie, psychische Belastungen oder Streß sind wohl die häufigsten Auslöser der Diarrhoe.

häufigste Auslöser

Um bei Kindern eine gesunde Verdauung und damit die regelmäßige Darmentleerung zu fördern, kann man sich nach folgenden allgemeinen Regeln richten:

■ Reichliche Flüssigkeitsaufnahme, am besten in Form von Wasser oder Früchtetee

■ Ballaststoffreiche Ernährung mit viel Gemüse, Obst, Salat und Vollkornprodukten

■ Unterstützung der Darmmotorik durch ausreichende Bewegung. Bei Babys können die Massage der Bauchdecke und gezielte Übungen zur Entwicklung der Bauchmuskulatur beitragen.

■ Ermutigen Sie Ihr Kind, sich ausreichend Zeit für seine »Sitzung« auf der Toilette zu nehmen, doch üben Sie keinen Zwang aus. (»Du mußt jetzt auf die Toilette und feste drücken.«)

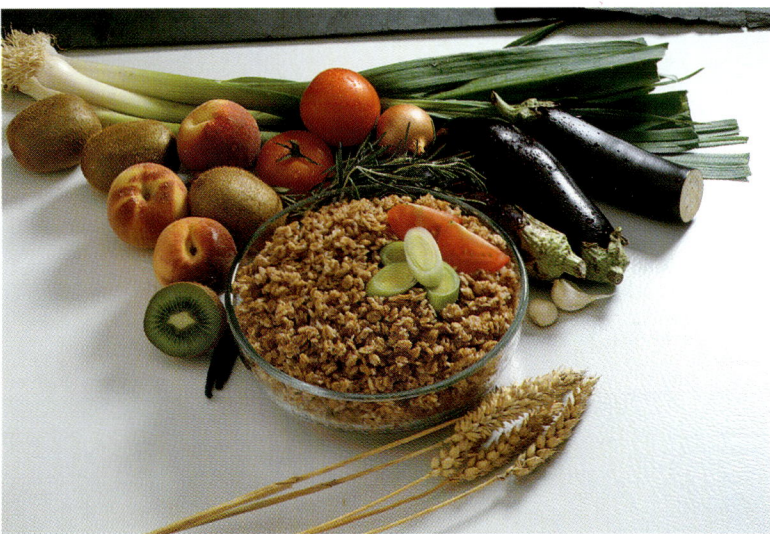

Abb. 14: Ballaststoffreiche Ernährung fördert eine gute Verdauung

So kann Schwarzkümmel helfen

Bei Magen-Darm-Beschwerden von Kindern kann im akuten Fall die kurzzeitige Behandlung mit folgender Rezeptur Erste Hilfe leisten:

> In eine Tasse erwärmte Milch einen halben Teelöffel Schwarzkümmelöl einrühren. Das Schwarzkümmelöl-Milchgemisch dem Kind über den Tag verteilt zwischen den Mahlzeiten zu trinken geben. Bei Bedarf kann die Mischung auch mit einem Teelöffel Honig etwas versüßt werden.

Dieses Universalrezept hat seine Wurzeln in der altindischen ayurvedischen und in der arabischen Heilkunst. Von dort aus fand es seinen Weg nach Europa und hat sich seitdem auch bei uns bei den verschiedensten Störungen des Verdauungstraktes bewährt. Neben der Wirkung des Schwarzkümmelöls werden bei diesem alten Hausmittel zusätzlich die beruhigenden und die Magenschleimhaut schonenden Eigenschaften der Milch geschätzt.

Schwarzkümmel bei Diabetes

Bei der Stoffwechselerkrankung Diabetes mellitus, die im Volksmund schlicht als Zuckerkrankheit bezeichnet wird, führt eine Funktionsstörung der Bauchspeicheldrüse (Pankreas) dazu, daß das Hormon Insulin nicht mehr oder nicht mehr im genügenden Umfang bereitgestellt werden kann.

Zuckerkrankheit

Neben der Insulinausschüttung erfüllt die Bauspeicheldrüse zwei weitere lebensnotwendige Aufgaben, die Produktion von täglich ein bis zwei Liter Verdauungssekret sowie die Lieferung des Gegenspielers des Insulins, des Glukagons durch die Hormondrüsen der Bauchspeicheldrüse. Beide Stoffe werden vom Organismus dringend für den Kohlenhydratstoffwechsel benötigt.

Wird nun von der Bauchspeicheldrüse kein oder zuwenig Insulin gebildet, kommt es zu Mangelerscheinungen, die zu einem abnormen Anstieg der Blutzuckerkonzentration im Blut führen. Typisch für diese Störung im Kohlenhydratstoffwechsel sind folgende Symptome: überdurchschnittlich hohe Urinausscheidung, extrem gesteigertes Durstgefühl, Heißhunger, Abgeschlagenheit und Müdigkeit.

Anstieg der Blutzuckerkonzentration

Warum ist Insulin so wichtig?

Das Hormon Insulin hat die Funktion, den Blutzuckerspiegel, der nach einer Mahlzeit sprunghaft ansteigt, zu senken. Dabei steuert es verschiedene Wirkungsmechanismen im Körper: Es erhöht die Zellmembrandurchlässigkeit und stellt damit sicher, daß regelmäßig Traubenzucker (Glukose) eingelagert werden kann. Dieser Traubenzucker wird dann in den einzelnen Körperzellen in einen speziellen Speicherzucker umgewandelt. Die lebenswichtige Aufgabe des Insulins besteht also darin, den Blutzuckerspiegel zu regulieren und eine erhöhte Blutzuckerkonzentration nach der Nahrungsaufnahme zu senken. Insulinmangel bewirkt die Herabsetzung der Glukoseaufnahme in die Körperzellen.

Regulierung des Blutzuckerspiegels

Spricht man von Diabetes mellitus, ist es wichtig, zwischen den beiden Hauptformen zu unterscheiden, die in der Medizin als Typ 1 und Typ 2 bezeichnet werden.

Typ 1

Typ 1 ist die schwerwiegende Form der Zuckererkrankung, bei der der Insulinmangel mittels Injektionen substituiert werden muß. Geschieht das nicht, kann es zu komaartigen Zusammenbrüchen mit tödlichem Ausgang kommen. Meist wird dieser Typ schon bei jungen Menschen im Alter zwischen zehn und 16 Jahren diagnostiziert. Die Betroffenen sollten sich in eine spezielle Behandlung begeben, bei der durch Insulinzufuhr und eine entsprechend auf den Menschen abgestimmte Diät die Blutzuckerwerte dauerhaft auf annähernd normalem Niveau gehalten werden.

abgestimmte Diät

Typ 2

Typ 2 ist die nicht insulinabhängige Form des Diabetes. Da sich dieser Typ meist erst nach dem 50. Lebensjahr entwickelt, spricht man häufig auch vom Altersdiabetes. Oft wird die Stoffwechselstörung zufällig im Rahmen anderer Untersuchungen entdeckt. Beim Diabetes vom Typ 2 findet die körpereigene Insulinproduktion noch statt, jedoch nicht in der Höhe, die der Körper benötigt. Auch ist die Empfindlichkeit der Zellen auf das Insulinhormon erheblich verringert. Man geht davon aus, daß der Altersdiabetes erblich mitbedingt ist.

Alters-diabetes

Erbfaktoren

Wie lebt man mit Diabetes?

Wichtig ist, daß sich die Betroffenen möglichst umfangreich über ihre Erkrankung informieren. Denn nur wer die Zusammenhänge kennt, versteht den Sinn und vor allem die Notwendigkeit der verschiedenen, oft sehr einschneidenden Maßnahmen.

Mit Diabetes kann man in der Regel allen gewohnten Tätigkeiten nachgehen. Die richtige Einstellung zur Erkrankung hilft, um weiterhin eine unabhängige Lebensführung beibehalten zu können. Auf folgende Dinge sollte jedoch besonderer Wert gelegt werden:

Richtige Ernährung

Diabetiker müssen auf die ausgewogene Zusammensetzung ihrer Mahlzeiten mit Fetten, Eiweißen, Vitaminen, Mineralstoffen und

Kohlenhydraten achten. Sind Sie selbst betroffen, lassen Sie sich am besten in einer Diätberatung Ihren persönlichen Diätplan erstellen.

Selbstkontrolle der Zuckerwerte

Kontrollieren Sie regelmäßig mit entsprechenden Teststreifen Ihre Harn- und Blutzuckerwerte.

Körperliche Bewegung

Die Diagnose Diabetes sollte kein Anlaß sein, auf sportliche Aktivitäten zu verzichten. Um Unterzuckerung zu vermeiden, sollten jedoch Insulinzufuhr und körperliche Bewegung aufeinander abgestimmt werden.

Wie kann Schwarzkümmel helfen?

In der medizinischen Forschung wird immer mehr die Theorie erhärtet, daß es einen direkten Wirkungszusammenhang zwischen Diabetes und den essentiellen Fettsäuren gibt. Kann der Körper nicht ausreichend Insulin bereitstellen, wird nicht nur der Kohlenhydratstoffwechsel gestört, sondern auch der Fettstoffwechsel. Dabei fallen abnormal hohe Mengen an Fettsäuren an, die vor der Ausscheidung erst neutralisiert werden müssen. Kommt es dadurch zu einer Senkung des pH-Wertes im Blut, kann die Übersäuerung in schweren Komazuständen enden.

US-amerikanischen Studien zufolge kann das ägyptische Schwarzkümmelöl zu einer Senkung des Blutzuckerspiegels beitragen.

Ägyptischer Schwarzkümmel senkt den Blutzuckerspiegel

> **!** Zur Vorbeugung oder Linderung von akuten Beschwerden empfiehlt sich die Einnahme von dreimal täglich einem Gramm Schwarzkümmelöl.

Dennoch muß an dieser Stelle ausdrücklich darauf hingewiesen werden, daß eine Schwarzkümmelöltherapie die schulärztlichen Maßnahmen lediglich unterstützen kann und Diabetes nicht heilt. Die regelmäßige Kontrolle der Blutzuckerwerte darf auch während der Einnahme von Schwarzkümmel nicht vernachlässigt werden.

Schwarzkümmel bei Beschwerden im Kopf- und Rachenbereich

Kopfschmerzen und Migräne

Kopfschmerzen und Migräne können viele verschiedene Ursachen haben. Denkbar sind organische Störungen wie beispielsweise Muskelverspannungen oder Bluthochdruck. Meist sind Kopfschmerzen allerdings Ausdruck einer psychischen Anspannung, von Überlastung oder Dauerstreß. Die sprichwörtliche »Kopflastigkeit« unserer Gesellschaft zeigt sich an allen Ecken und Enden. Frei nach dem Motto »quadratisch, praktisch, gut« setzen wir einen Großteil unserer Energie dafür ein, die Unebenheiten des Lebens zu glätten und es möglichst allen recht zu machen, um nur ja nicht anzuecken.

Daß wir bei dem Bestreben, auch noch die letzten Unwägbarkeiten des Lebens in kalkulierbare Genußhäppchen zu verwandeln, immer öfter den Kopf überlasten, der dann schmerzt, ist lediglich die natürliche Antwort unseres Körpers. Und je mehr Mann oder Frau sich bemüht, die Kräfte der Natur zu zähmen, um so stärker treten die Zornesadern auf der Stirn hervor. Manch einer »mag schon gar nicht mehr hinsehen«, was sich in der entsprechenden Symptomatik des Kopfschmerzes widerspiegelt. Bei anderen wiederum pulsiert nicht mehr das Leben, sondern nur noch das Blut im Kopf, worauf der Körper ebenfalls mit den entsprechenden Schmerzattacken reagiert.

Veränderungen von alteingefahrenen Lebensgrundsätzen sind nie leicht. Wer die sanften Aufforderungen des Körpers jedoch partout nicht wahrnehmen will und es vorzieht, »mit dem Kopf durch die Wand zu gehen«, braucht sich über die folgenden Kopfschmerzen nicht zu wundern.

Ausdruck einer psychischen Anspannung, von Überlastung oder Dauerstreß

»mit dem Kopf durch die Wand gehen«

Keine andere Erkrankung weist uns so direkt und so unmittelbar auf unser offensichtliches Fehlverhalten hin wie Kopfschmerzen. Leider sehen wir in diesem Warnzeichen des Organismus immer noch einen bösen Feind, den es gilt, so schnell wie möglich mundtot zu machen. Und indem wir uns die Schmerztabletten (und der Pharmaindustrie das Geld) in den Rachen werfen, legen wir den Grundstein für die »never ending story« unserer Kopfwehkarriere.

Dabei ließe sich das Problem mit etwas mehr Gelassenheit so einfach lösen. Darüber hinaus steht uns auch noch die Natur mit ihren vielfältigen Heilkräutern hilfreich zur Seite. Auch Entspannungsübungen können akute Kopfschmerzen lindern und dazu beitragen, daß der Griff zur Schmerztablette nicht vonnöten ist.

Entspannungsübungen

Wie hilft Schwarzkümmel?

Schon in den ältesten Heilkundebüchern wurde die schmerzlindernde Wirkung von Schwarzkümmel bei den unterschiedlichsten Kopfschmerzformen beschrieben.

Bei immer wiederkehrenden Beschwerden kann die zweimal tägliche Einnahme von je einem Löffel fettem Schwarzkümmelöl helfen. Wer das Öl nicht mag, kann auch auf die Schwarzkümmelkapseln zurückgreifen, von denen täglich sechs Stück geschluckt werden sollten. Erste Hilfe bei akuten Kopfschmerzattacken sind einige Tropfen ätherisches Schwarzkümmelöl auf die Schläfen gerieben. Dadurch werden entgiftende Stoffwechselprozesse angeregt und die Durchblutung gefördert.

> Die moderne Forschung führt die positive Wirkung von Schwarzkümmel bei Migräne und Kopfschmerzen auf die Regulierung des Hormonsystems sowie auf die gefäßerweiternden Eigenschaften der Inhaltsstoffe zurück. Doch auch die Stimulierung der Harnausscheidung und die damit verbundene Regulierung des pH-Wertes werden im Wirkzusammenhang diskutiert.

Augenschmerzen

Augenschmerzen sind zu einer weitverbreiteten Erscheinung unseres modernen Lebens geworden und treten oft in Verbindung mit Kopfschmerzen auf. In der Regel handelt es sich dabei um eine Überanstrengung oder Ermüdung der Augen, die sich durch leichte Sehstörungen und brennende Schmerzen bemerkbar macht. Häufigste Auslöser sind langes Arbeiten am Computerbildschirm und übermäßiges Fernsehen, aber auch falsch abgestimmte Sehhilfen.

Nicht zu unterschätzen ist daneben der psychologische Hintergrund der Beschwerden. Wenn wir auf den Volksmund hören, kommen wir der Ursache von Augenerkrankungen vielleicht etwas näher:

Arbeiten am Computerbildschirm und übermäßiges Fernsehen

Wenn bestimmte Ereignisse in eine falsche oder ungewollte Richtung gehen, kann man schon fast »nicht mehr hinsehen«. Und wenn man etwas nicht wahrhaben will, kann es schon vorkommen, daß man die Wahrheit – so offensichtlich sie auch sein mag – »nicht sehen will«.

So, wie wir es müde sind, immer wieder mit den gleichen Problemen des Alltags konfrontiert zu werden, reagieren auch unsere Augen mit Trägheit und Müdigkeit darauf. Die nicht ausgelebte Aggression gegen das Gesehene treibt uns schließlich die Tränen in die Augen oder läßt sie zumindest wie Feuer brennen. Auch für schmerzende Augen hält die Apotheke der Natur Hilfen bereit.

So hilft Schwarzkümmel bei Augenschmerzen

! Massieren Sie Ihre Schläfen mit einigen Tropfen Schwarzkümmelöl.

● Für Augenkompressen übergießt man einen Eßlöffel Schwarzkümmelsamen mit etwa einer Tasse kochendem Wasser. Den Sud etwa zehn Minuten ziehen lassen, dann abseihen, saubere Tücher damit tränken und auf die schmerzenden Augen legen.

Beschwerden im Mundbereich

Abszeß in der Mundhöhle

Eitergeschwüre

Abszesse jeglicher Art können in jedem Körpergewebe entstehen. Diese Eitergeschwüre entwickeln sich meist nach äußeren Verletzungen und sind die Folge, wenn Krankheitserreger in die Wunde eindringen und zu einer lokalen Infektion führen. An den entzündeten Stellen bildet sich Eiter, sie sind oftmals gerötet und geschwollen und fühlen sich heiß an. In seltenen Fällen kann es zu Fieber und körperlicher Abgeschlagenheit kommen.

verdrängte seelische Konflikte

Neben dieser mechanischen Ursache kann man Abszesse aber auch als körperliche Antwort auf unbewußte oder verdrängte seelische Konflikte betrachten, die sich an entsprechender Stelle im Körper ins Bewußtsein rufen. Wenn man davon spricht, daß man sich »den Mund oder die Lippen verbrannt hat«, ist dies in erster Linie übertragen gemeint.

Zahnfleischentzündungen

Als Hauptursache für Zahnfleischentzündungen gilt nach wie vor Zahnbelag und der daraus entstehende hartnäckige Zahnstein. Diese Ablagerungen stellen den idealen Nährboden für Bakterien dar. Gelangen diese unter das Zahnfleisch, bleibt eine Entzündung selten aus, was sich schließlich in Symptomen wie schmerzhafter Rötung, Zahnfleischschwellung und Zahnfleischbluten äußert. Bei diesen Anzeichen der Parodontose können entzündungshemmende und adstringierende Heilkräuter eingesetzt werden.

Parodontose

> Entzündungsvorbeugung ist jedoch besser als behandeln: oberstes Gebot sollte deshalb die regelmäßige Pflege der Zähne und der Zahnzwischenräume sein.

Zahnschmerzen

Zahnschmerzen sind ein eindeutiges Warnsignal des Körpers und sollten immer ernst genommen werden, auch wenn sie nicht durch eine Erkrankung oder klar eingrenzbare Auslöser verursacht sind, sondern nur eine kurzzeitige Reizung oder Streß dahintersteckt. Langanhaltende Zahnschmerzen treiben wohl früher oder später jeden Betroffenen zum Zahnarzt. Ihnen können eine Vielzahl von Ursachen zugrunde liegen, von denen hier nur einige wenige aufgeführt werden können:

Warnsignale des Körpers

■ Karies und damit verbundener Dauerschmerz oder Überempfindlichkeit auf Heißes und Kaltes,

■ Entzündungen der Zahnwurzel, die sich durch klopfende, ausstrahlende Schmerzen zeigen,

■ nächtliches Zähneknirschen oder -pressen.

Auch für diese Zusammenhänge kennen wir interessante Redewendungen: Wir fühlen dem eigentlichen Problem »auf den Zahn« oder nehmen etwas »zähneknirschend« zur Kenntnis.

Hilfe durch Schwarzkümmel

Schwarzkümmel enthält antibakterielle, entzündungshemmende und schmerzstillende Inhaltsstoffe und kann daher gerade bei Beschwerden im Mundbereich große Dienste leisten.

Folgende Rezepturen sind bei Abszessen, Zahnfleischerkrankungen und Zahnschmerzen zu empfehlen:

> Universalrezept bei sämtlichen Beschwerdebildern: Reiben Sie die
> schmerzende Stelle mit einigen Tropfen Schwarzkümmelöl ein.

**Mund-
spülungen**

Abszesse heilen durch Mundspülungen mit Fencheltee, dem ein
Löffel Schwarzkümmelöl untergemischt wird, schneller ab.

Bei Zahnfleischentzündungen gibt es mehrere bewährte Hausmittel:

Einen Teelöffel Schwarzkümmelpulver in den Mund nehmen,
reichlich einspeicheln und damit das Zahnfleisch so lange um-
spülen, bis sich die Masse gut hinunterschlucken läßt.
Spülungen mit Schwarzkümmelöl, die auch als »Ölschlürfen« bezeichnet werden. Nehmen Sie dazu einen Teelöffel des Öls in den
Mund, und lassen Sie das Öl etwa 15 Minuten lang im gesamten
Mundraum langsam wandern. Da das Öl nach dieser Prozedur
viele Giftstoffe aufgenommen hat, muß es unbedingt ausgespuckt
und die Mundhöhle gründlich gereinigt werden.

Bei Zahnschmerzen empfiehlt sich folgende Behandlung:

Bereiten Sie einen gekochten Sud aus einer Tasse Apfelessig und
zwei Eßlöffeln gemahlenem Schwarzkümmelsamen zu. Spülen
Sie damit mehrmals täglich den Mund aus. Die Behandlung mindestens drei Tage durchführen, auch wenn die Beschwerden bereits verschwunden sind.

Zubereitung und richtige Verwendung von Schwarzkümmelpräparaten

Die Schwarzkümmelpflanze schenkt uns drei Produkte, die zur Weiterverarbeitung genutzt werden: die Schwarzkümmelsamen, fettes Schwarzkümmelöl und ätherisches Schwarzkümmelöl.

Beim Kauf dieser Produkte sollten Sie beachten, daß es auch nichtverträgliche Samen dieser Pflanze gibt, aus denen weder fettes noch ätherisches Öl gewonnen wird. Vergewissern Sie sich deshalb beim Kauf über Art, Qualität und Anbaubedingungen des Schwarzkümmels.

Wichtig: Art, Qualität und Anbaubedingungen

Fettes Schwarzkümmelöl

Die Gewinnung des fetten Öls aus den Samen erfolgt in den meisten Ursprungsländern auch heute noch nach alter traditioneller Art, entweder mechanisch oder durch Stein- beziehungsweise Hammermühlen. Für therapeutische Zwecke sollte grundsätzlich nur dieses hochwertige native Schwarzkümmelöl benutzt werden.

Anwendung und Dosierung

Als Körperöl zur Einreibung

Um ein Körperöl zuzubereiten, kann das fette Schwarzkümmelöl mit anderen reinen Ölen wie Oliven- oder Jojobaöl im Verhältnis 1 : 1 gemischt werden. Diese Ölmischungen können zur äußeren Anwendung bei folgenden Krankheitsbildern eingesetzt werden:

Akne, Allergien, Bindegewebsschwäche, Bronchitis, Ekzeme, körperliche und vegetative Erschöpfung, Gelenkschmerzen, Hautpilze, Immunschwäche, Impotenz, Kreislaufschwäche, Neurodermitis, Ohrenschmerzen, Problemhaut, Schlafstörungen, Schuppenflechte, Schwächezustände und Zahnschmerzen.

Inhalation

Um zu inhalieren, gibt man etwa einen halben Eßlöffel des fetten Öls auf einen Liter Wasser. Inhalationsanwendungen mit Schwarzkümmel empfehlen sich bei folgenden Beschwerden:

Asthma bronchiale, mentale Erschöpfung, Heuschnupfen, Husten, Lungenentzündung, Schnupfen und Nebenhöhlenentzündung.

Gesichtsdampfbad

Für ein Gesichtsdampfbad wird ebenfalls ein halber Eßlöffel Schwarz-
Akne   kümmelöl auf einen Liter Wasser gegeben. Heilt Akne ab.

Die pure Einnahme

Die innere Einnahme des fetten Öls sollte bei folgenden Beschwerden mit drei halben Teelöffeln täglich dosiert werden:

Akne, Allergien, Asthma bronchiale, Bindegewebsschwäche, Blähungen, Bronchitis, Darmpilz, Darmschmerzen, Diabetes, Erschöpfungszustände, Heuschnupfen, Husten, Immunschwäche,
Impotenz   Impotenz, Kreislaufschwäche, Lungenentzündung, Magenschmerzen, Menstruationsbeschwerden, Neurodermitis, Parasiten- und
Krebs-   Wurmbefall, Schnupfen, Schuppenflechte, Schwächezustände, Un-
vorsorge   fruchtbarkeit. Außerdem zur Krebsvorsorge.

Schwarzkümmelbäder

Bäder mit einem halben Eßlöffel des fetten Öls auf ein Vollbad sind besonders wirkungsvoll bei:

Allergien, körperliche und vegetative Erschöpfung, Hautpilze, Im-
Neuro-   munschwäche, Impotenz, Kreislaufschwäche, Neurodermitis, rauhe
dermitits   Haut, Schuppenflechte, Schwächezustände, Vaginalinfektionen und zur Krebsvorsorge.

Ätherisches Schwarzkümmelöl

Ätherisches Schwarzkümmelöl wird durch Destillation der Samen hergestellt. Dabei werden durch eine bestimmte Verdampfungsmethode zwei bis drei Kilogramm Öl aus einer Tonne des Samens gewonnen. Durch das Vermischen mit Natriumsulfat und das anschließende Filtrieren erhält man wasserfreies Öl. Seine therapeutische Wirkung entfaltet es nicht nur auf der körperlichen Ebene wie das fette Öl, sondern es wirkt ganzheitlich auf Körper, Geist und Seele.

> Ätherisches Schwarzkümmelöl ist in manchen Fällen allerdings leicht hautreizend und sollte deshalb immer nur verdünnt angewendet werden.

Anwendung und Dosierung

Anwendung in der Duftlampe

Für eine Duftlampe genügen ungefähr fünf bis sechs Tropfen des ätherischen Öls. Die Behandlung sollte nicht über mehrere Stunden fortgesetzt werden. Einmaliges Befüllen ist vollkommen ausreichend und empfiehlt sich bei folgenden Beschwerden:

Mentale Erschöpfung und Konzentrationsschwäche. Außerdem zur Desinfektion schlechter Raumluft.

Konzentrationsschwäche

Bäder mit ätherischem Öl

Hier handelt es sich um ein reines Genußerlebnis. Für ein Vollbad reichen in der Regel sechs bis acht Tropfen, die zuvor mit einem Eßlöffel Sahne verrührt werden. Zu empfehlen bei:

Allergien, körperliche und vegetative Erschöpfung, Hautpilze, Immunschwäche, Impotenz, Kreislaufschwäche, Neurodermitis, rauhe Haut, Schwächezustände, Vaginalinfektionen und zur Krebsvorsorge.

Immunschwäche

Massageanwendungen

Massagen, bei denen rund zwanzig Tropfen des ätherischen Öls mit 100 Millilitern Pflanzenöl oder anderen Körperlotionen gemischt werden, sind bei folgenden Beschwerden zu empfehlen:

Bindegewebsschwäche, Erschöpfungszustände, Immunschwäche, Impotenz, Kreislaufschwäche, Schlafstörungen und Schwächezustände.

Bindegewebsschwäche

Kompressen

Kompressen werden je nach Bedarf mit kaltem (Prellungen, Verstauchungen) oder heißem Wasser (Krämpfe) zubereitet. Dafür gibt man sechs bis acht Tropfen des ätherischen Öls auf einen Liter Wasser. Linderung bringen Kompressen bei:

Menstruationsbeschwerden

Darmschmerzen, Menstruationsbeschwerden, Prellungen und Verstauchungen.

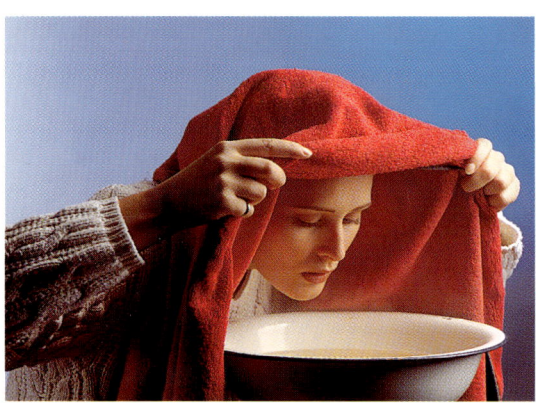

Abb. 15:
Bei vielen Atemwegserkrankungen können Inhalationen helfen

Inhalation

Für Inhalationen mit ätherischem Schwarzkümmelöl sollten fünf Tropfen auf einen Liter heißes Wasser gegeben werden. Hilfreich sind diese Inhalationen bei:

Asthma bronchiale, mentale Erschöpfung, Lungenentzündung, Schnupfen und Nebenhöhlenentzündung.

Anwendung als Körperöl

Ein Körperöl aus ätherischem Schwarzkümmelöl wird hergestellt, indem man ca. 20 Tropfen des Öls in 100 Milliliter Sesam-, Hanf- oder Jojobaöl beziehungsweise in eine andere Körperlotion gibt. Folgende Beschwerden können damit behandelt werden:

Allergien, Bronchitis, Ekzeme, Gelenkschmerzen, Hautpilze, Problemhaut und rauhe Haut.

Individuelle Kombinationen

Wer bereits Erfahrungen mit ätherischen Ölen gemacht hat, kann ätherisches Schwarzkümmelöl mit anderen ätherischen Ölen individuell und je nach Bedarf kombinieren.

! Achtung: Von der Einnahme unverdünnter ätherischer Öle wird **●** jedoch abgeraten. Ätherische Öle sollten außerdem nicht in die Augen gebracht werden oder mit den Schleimhäuten in Berührung kommen.

Schwarzkümmelsamen

Ägypten und Indien sind Länder, in denen Schwarzkümmelsamen als Gewürz in der Küche nicht wegzudenken ist. Die Samen sind vielseitig anzuwenden, beispielsweise als Brotwürze, in Gemüsekonserven oder als Aromamittel beim Kaffeemahlen – immer wieder trifft man auf sie. Da ihre heilende Wirkung bei Asthma, Husten, Erkältungskrankheiten, Bauch- und Magenschmerzen, Unfruchtbarkeit und Impotenz bekannt ist und sie außerdem als Kosmetik von innen für Haut und Nägel geschätzt werden, werden die Kerne oftmals auch pur gegessen.

Kosmetik von innen

Anwendung und Dosierung

Allgemeine Abwehrschwäche

Inhalationen mit Schwarzkümmelsamen regen die Funktionen des Immunsystems an und beleben. Geben Sie eine Tasse frisch gemahlene Schwarzkümmelsamen auf einen Liter heißes Wasser, und inhalieren Sie zehn bis fünfzehn Minuten.

Potenzstörungen

Schon seit langer Zeit gelten Schwarzkümmelsamen als bewährtes Hausmittel zur Stärkung der männlichen Libido: Eine Tasse Schwarzkümmelsamen mit einer Tasse echter Alantwurzel, zwei Eßlöffeln Bockshornklee und einem Eßlöffel Origano vermischen. Von dieser Mischung täglich einen Eßlöffel einnehmen.

Hautausschläge und Hauterkrankungen

■ Juckreiz kann mit einer Salbe aus zermahlenen Schwarzkümmelsamen, die man mit etwas Knoblauch, Natron, Apfelessig, Tannenharz und Rettichöl aufkocht, gelindert werden. Tragen Sie den abgekühlten Brei auf die gereizten Hautstellen auf. Wenn möglich, erst nach ein bis zwei Tagen wieder abwaschen.

Juckreiz

■ Ein altes Hausmittel bei Hautausschlägen ist, zermahlene Schwarzkümmelsamen mit etwas Apfelessig zu mischen und wie ein Pflaster auf die Haut zu streichen.

Hautausschläge

Ekzeme ■ Gegen Ekzeme verwendet man eine Paste, die aus zwei Teilen Apfelessig und einem Teil Schwarzkümmelsamen hergestellt wird. Geben Sie nach dem Aufkochen Heilerde oder ein anderes Bindemittel Ihrer Wahl hinzu, und verrühren Sie alles zu einer festen Paste. Nach dem Abkühlen mehrmals täglich auf die betroffenen Hautstellen auftragen.

> Zur innerlichen Unterstützung bei Hautproblemen aller Art empfiehlt sich das regelmäßige Trinken eines Suds aus einem Teil gemahlener Samen und zwei Teilen Apfelessig. Fügen Sie noch einen Teil fettes Schwarzkümmelöl hinzu, und lagern Sie den fertigen Sud möglichst kühl. Davon dreimal täglich einen Teelöffel einnehmen.

Mykosen

Hautpilz-erkrankungen ■ Hautpilzerkrankungen können durch eine alte arabische Rezeptur gelindert werden: Geben Sie dafür ein Glas Apfelessig in einen Topf. Kurz aufkochen lassen, dann ein Glas gemahlene Schwarzkümmelsamen hinzufügen, etwas köcheln lassen und abseihen. Abschließend mit einem Glas fettem Schwarzkümmelöl vermischen. Die Tinktur mehrmals täglich auf die betroffenen Hautstellen auftragen.

Darmpilze ■ Zur Bekämpfung von Darmpilzen ist ein altes arabisches Rezept überliefert: Je ein Glas Apfelessig, ein halbes Glas Schwarzkümmelsamen und ein halbes Glas fettes Schwarzkümmelöl so lange köcheln, bis der Sud eine siruppartige Konsistenz bekommt. Davon dreimal täglich, immer vor den Mahlzeiten, einen Eßlöffel einnehmen.

Atemwegserkrankungen

Asthma und Heu-schnupfen ■ Fein gemahlene Schwarzkümmelsamen lindern Asthma und Heuschnupfen: Ein Glas der Samen mit einem Liter kochendem Wasser übergießen und damit eine Viertelstunde inhalieren.

■ Einem alten Rezept aus dem 16. bis 18. Jahrhundert zufolge erwärmen und reinigen Schwarzkümmelsamen Brust und Lungen und erleichtern den Auswurf von zähem Schleim, wenn sie in Wein gesotten und durchgeseiht werden. Vom erwärmten Wein morgens und abends jeweils einen Becher trinken.

Erkältungs-krankheiten ■ Bei schlimmen Erkältungskrankheiten empfiehlt sich ein Sirup aus einem Teil Schwarzkümmelsamen, zwei Teilen Honig und einer zerdrückten Knoblauchzehe: alle Zutaten miteinander vermischen und einige Wochen lang jeden Morgen einen Teelöffel davon einnehmen.

Grippe und Erkältungskrankheiten

■ Bei Schnupfen und einer verstopften Nase ist es hilfreich, ein Riechsäckchen bei sich zu tragen, in das geröstete Schwarzkümmel- und Anissamen, die mit etwas Majoranwasser befeuchtet wurden, eingebunden sind.

■ Eine Mischung aus zerstoßenen Schwarzkümmelsamen und Olivenöl ergibt Nasentropfen. Träufeln Sie bei zurückgelegtem Kopf jeweils drei Tropfen in jedes Nasenloch.

Nasentropfen

■ Um eine Erkältung auszuschwitzen und Fieber zu senken, hat sich folgendes Hausmittel bewährt: Zwei Teile Schwarzkümmelsamen und einen Teil Petersiliensamen in leicht angewärmtem Wein zu sich nehmen.

Kopfschmerzen

■ Eine Paste aus pulverisiertem Schwarzkümmelsamen und Apfelessig auf Stirn und Schläfen aufgetragen lindert Kopfschmerzen.

■ Durch Kälte hervorgerufene Kopfschmerzen werden vermieden, wenn man pulverisierte Schwarzkümmelsamen in die Nase streicht.

Magen-Darm-Beschwerden

■ Magenbeschwerden werden mit Bauchwickeln und Kompressen behandelt, die in einer Mischung aus erwärmtem Apfelessig und pulverisiertem Schwarzkümmelsamen getränkt worden sind.

Bauchwickel und Kompressen

■ Ein Rezept der ayurvedischen Naturheilkunde bei Erbrechen sind geröstete Schwarzkümmelsamen mit Melasse vermischt.

Parasiten und Pilze im Darm

■ Wenn Sie von Darmparasiten befallen sind, sollten Sie jeden Morgen auf nüchternen Magen ein Glas warmes Wasser trinken, in dem ein Teelöffel Schwarzkümmelsamen eingerührt ist.

Äußerliche Mittel gegen Darmparasiten

■ Äußerliche Mittel gegen Darmparasiten sind uns in deutschen

Volksrezepten aus dem 18. Jahrhundert überliefert: Schwarzkümmelsamen in Essig sieden und mit der so entstandenen Paste den Nabel bestreichen.

■ Eine weitere Anwendung sind pulverisierte Schwarzkümmelsamen, die, mit etwas Wermutsaft angerührt, als Pflaster auf den Unterbauch gestrichen werden.

Leber- und Gallenbeschwerden

altes
arabisches
Rezept

Nach einem alten arabischen Rezept kann eine sehr wirksame Bittertinktur zur Leber- und Magenstärkung hergestellt werden: Dafür je einen Eßlöffel gemahlene Schwarzkümmelsamen, Lebertinktur und Honig mischen und über mehrere Wochen hinweg jeden Morgen einen Teelöffel davon einnehmen.

Nieren- und Blasenbeschwerden

harntreibende
Wirkung

■ Harntreibende Wirkung entfaltet folgende alte Schwarzkümmelzubereitung: jeden Morgen einen Eßlöffel zerstoßene Schwarzkümmelsamen nüchtern einnehmen, alternativ mehrere Tage lang zerstoßene und in Wein gesottene Schwarzkümmelsamen essen.

Nierensteine

■ Zur Vorbeugung von Nierensteinen empfiehlt es sich, dreimal täglich jeweils vor den Mahlzeiten einen Teelöffel einer Mischung aus einem Eßlöffel zerstoßenen Schwarzkümmelsamen, einem Eßlöffel Honig und einem Teelöffel zerdrücktem Knoblauch einzunehmen. Die Mischung kann, dicht abgeschlossen und kühl, etwa 15 Tage lang aufbewahrt werden.

Nieren-
schmerzen

■ Bei Nierenschmerzen helfen warme Wickel, auf die man eine Masse aus zwei Eßlöffeln erwärmtem Olivenöl und zwei Eßlöffeln fein gemahlenen Schwarzkümmelsamen aufträgt. Der Brei sollte vor der Anwendung rund 15 Minuten ruhen. Die Auflagen 20 Minuten einwirken lassen.

Diabetes

Kräuterpulver

Bei zu hohem Blutzuckerspiegel sollte man jeweils 15 Minuten vor den Mahlzeiten folgendes Kräuterpulver einnehmen: Schwarzkümmel, Alantwurzel, Origano und Granatapfelschalen zu gleichen Teilen fein mahlen und miteinander vermischen. Das Pulver ist, wenn es kühl aufbewahrt wird, mehrere Wochen haltbar.

Hämorrhoiden

Bei Hämorrhoiden hat sich folgende Venencreme bewährt: Schwarzkümmelsamen in einer Eisenpfanne vergehen lassen und dann mit **Creme**
einem Eßlöffel Schwarzkümmelöl zu einer Creme glattrühren. Die
Masse dünn ein- bis zweimal täglich auf die Hämoorrhoiden auftragen.

Rheumatische Gelenkschmerzen

Gelenkschmerzen werden durch eine Paste aus zwei Eßlöffeln
Schwarzkümmelöl und zwei Eßlöffeln gemahlenen Schwarzkümmelsamen gemildert: die Mischung unter leichter Hitze so lange verrühren, bis sie eine cremeartige Konsistenz annimmt. Je nach Art
der Beschwerden wird die Paste bei entzündlichen Vorgängen kühl
beziehungsweise bei degenerativen Vorgängen leicht erwärmt aufgetragen.

Schwarzkümmeltees

Nehmen Sie sich die Zeit, öfter mal eine
Tasse Tee zu trinken. Teetrinken entspannt,
beruhigt und kann im Krankheitsfall den
Genesungsprozeß unterstützen.

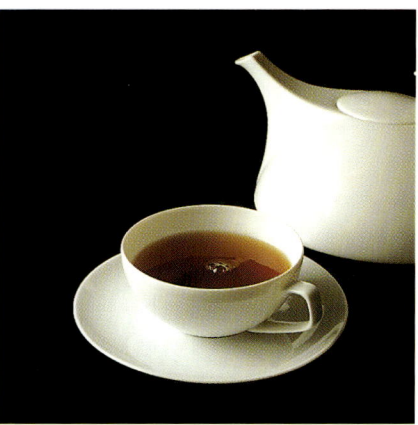

> Schwarzkümmel kann Bestandteil einer
> Vielzahl verschiedener Teemischungen
> sein, die eine breite Anwendungspalette
> aufweisen. Lassen Sie sich inspirieren,
> und probieren Sie die eine oder andere
> Mischung bei Bedarf einfach mal aus.

Das einfachste, aber auch am längsten bewährte Teerezept mit Schwarzkümmel wird aus zerstoßenen
Schwarzkümmelsamen und Wasser zubereitet. Dabei wird je nach
Art der Beschwerden die Dosierungsmenge verändert. Folgende Rezepturen sind zu empfehlen:

*Abb. 16:
Entspannen Sie
sich öfter mal
bei einer Tasse
Schwarzküm-
meltee*

Tee mit einem Teelöffel Schwarzkümmelsamen

Einen Teelöffel Schwarzkümmelsamen mit einer Tasse heißem Wasser aufbrühen, zehn Minuten ziehen lassen. Bei Menstruationsschmerzen und Beschwerden in den Wechseljahren sind zwei Tassen am Tag empfehlenswert.

Tee mit einem Teelöffel zerstoßenem Schwarzkümmelsamen

Einen Teelöffel zerstoße Schwarzkümmelsamen mit einem Viertelliter heißem Wasser aufgießen und ca. 15 Minuten ziehen lassen. Zwei Tassen täglich helfen

Vorbeugung von Gallenkoliken

■ bei Gallenkoliken beziehungsweise zur Vorbeugung von Gallenkoliken. Durch die Zugabe von Schöllkraut kann die Wirkung des Schwarzkümmels noch unterstützt werden.

■ zur Anregung von Blasen- und Nierenfunktion. Der Tee wirkt harntreibend und vorbeugend gegen Nierengrießbildung. Eine Mischung aus Zinnkraut und Goldrute verstärkt diese Heilwirkung.

■ bei Verdauungsproblemen. Zwei bis drei Tassen täglich ungesüßt zwischen den Mahlzeiten trinken.

Tee mit einer Tasse Schwarzkümmelsamen

Schlafstörungen

Eine Tasse Schwarzkümmelsamen mit einem Liter heißem Wasser aufbrühen und mindestens zehn Minuten ziehen lassen. Bei Schlafstörungen oder nervlicher Überbelastung die gesamte Menge tassenweise über den Tag verteilt trinken. Es empfiehlt sich, schon morgens vor dem Frühstück zu beginnen. Die letzte Tasse sollte ungefähr eine Stunde vor dem Schlafengehen getrunken werden.

Arabische Kräuterteemischung

1 Teil Schwarzkümmelsamen
1 Teil Fenchel
1 Teil Pfefferminze

Die Kräuter mit heißem Wasser überbrühen, zehn Minuten ziehen lassen, dann abseihen. Zwei bis drei Tassen täglich zwischen den

Mahlzeiten trinken bei:

■ Verdauungsproblemen. Die Wirkung kann durch die Zugabe von Angelikawurzel und Fünffingerkraut unterstützt werden.

■ Magenschmerzen. Zusätzlich sechs oder sieben Tropfen fettes Schwarzkümmelöl in jede Tasse geben.

Allroundrezeptur

1 Glas heißes Wasser
1 EL gemahlener Schwarzkümmel
1 TL Kamille
1 TL Süßholz
$^1/_2$ TL Anis

Diese Kombination hilft bei folgenden Beschwerden:

■ Allergien und Heuschnupfen: Den Tee zehn Minuten ziehen lassen, abseihen, bei Bedarf mit Honig süßen. Sechs Wochen lang dreimal täglich, jeweils vor den Mahlzeiten, trinken.

■ Asthma bronchiale: Den Tee zehn Minuten ziehen lassen, dann abseihen. Über einen Zeitraum von vier bis sechs Wochen dreimal täglich, jeweils vor den Mahlzeiten, langsam trinken.

Hustentee

■ Bei Bronchitis als Hustentee: Alle Zutaten fein mahlen, mit etwa 90 °C heißem Wasser übergießen und zehn Minuten ziehen lassen. Bei akuten Beschwerden sollten drei bis vier Tassen täglich getrunken werden, später kann auf eine Tasse pro Tag reduziert werden.

■ Erkältung, Grippe und Schnupfen: Alle Zutaten fein mahlen und in einer großen Tasse mit heißem Wasser übergießen, nach zehn Minuten abseihen. Über den Tag verteilt etwa vier Tassen davon möglichst heiß trinken.

Vorbeugend empfiehlt es sich, in der kühlen Jahreszeit täglich eine Tasse davon zu trinken.

Weitere Verwendungsmöglichkeiten des Schwarzkümmels

Natürliche Schönheit durch Schwarzkümmel

Die Haut – unser größtes Organ

Die Hautoberfläche beträgt beim Erwachsenen etwa 1,8 Quadratmeter, das gesamte Organ wiegt zwischen fünf und zehn Kilogramm. Die Haut ist neben der Lunge das größte »Kontaktorgan« des Menschen. Der Kontakt über die Haut findet im Gegensatz zur Lunge auf einer bewußten Ebene statt. Man kann andere berühren – oder es sein lassen. Über die Haut können wir Gefühle wie Zärtlichkeit oder Abneigung ausdrücken.

Die Haut hat vielseitige Funktionen:

Sie bietet dem Organismus Schutz vor äußeren Angriffen. Ist die Haut gesund, wehrt sie Krankheitserreger ab und verhindert, daß diese in den Körper eindringen. Für diese hochspezialisierte Aufgabe ist der Säureschutzmantel verantwortlich. Außerdem wird über die Haut die Körpertemperatur geregelt, wobei sie sowohl vor Kälte als auch vor Wärme schützt. Die Haut schließt den Körper nahezu hermetisch von seiner Umwelt ab, der Austausch von Flüssigkeiten und Gasen findet nur in sehr geringen Mengen zum Zwecke der Wärmeregulierung statt.

Säureschutz-
mantel

Eine weitere äußerst wichtige Funktion der Haut besteht in der Fähigkeit, Sinnesreize zu vermitteln und aufzunehmen. Zu diesem Zweck verfügt sie über verschiedene Rezeptoren, die auf Temperatur, Druck und Schmerz reagieren. Von besonderer Bedeutung ist die Fähigkeit der Schmerzempfindung, da über sie der Körper zu einer reflexartigen Schutzbewegung veranlaßt wird.

Viele Erkrankungen, seien sie nun physischer oder psychischer Art, suchen sich oftmals ein Ventil über die Haut. Und wie das glänzende Fell bei Tieren Ausdruck von Gesundheit ist, spricht man auch beim Menschen von der Haut als »Spiegel der Seele«, die sich als »ehrliche Haut« der Umwelt zeigt. Dadurch wird es verständlich, daß wir dem Hautorgan, über das viele Krankheitsanzeichen zum Ausdruck kommen, größte Aufmerksamkeit schenken sollten.

»Spiegel der
Seele«

Daß dazu auch die regelmäßige Pflege gehört, müßte an dieser Stelle eigentlich nicht gesondert erwähnt werden. Dennoch behandeln die meisten von uns ihre Haut nicht annähernd so gut wie beispielsweise ihre Kleidung oder ein anderes Statussymbol, das Auto. Für viele ist die Haut lediglich eine äußere Hülle, die hin und wieder gewaschen werden sollte.

Hautpflege mit Schwarzkümmel

Im Bereich der Haut- und Schönheitspflege hat Schwarzkümmel eine jahrtausendalte Tradition. In Ägypten findet man eine ganze Palette von Schwarzkümmelprodukten, die in Verbindung mit anderen natürlichen Pflanzenextrakten für kosmetische Zwecke angeboten werden.

kosmetische Zwecke

In Europa ist das Angebot von Fertigprodukten dagegen noch sehr spärlich. Dies sollte uns jedoch nicht daran hindern, ebenfalls in den Genuß der hautpflegenden Eigenschaften des Schwarzkümmels zu kommen. Aus Schwarzkümmelsamen und Schwarzkümmelöl lassen sich einige Pflegemittel schnell selbst zubereiten.

Was kann Schwarzkümmel für die Haut tun?

Schwarzkümmelpräparate dienen nicht nur der (innerlichen und äußerlichen) Pflege der Haut, sondern spielen auch beim Heilungsprozeß erkrankter Hautpartien eine große Rolle.

■ Die Samen werden meist für die Tiefenreinigung der Haut verwendet. Sie werden zusammen mit Wasser, Apfelessig oder Heilerde eingesetzt.

Tiefenreinigung der Haut

■ Die größte Effektivität bei der Hautpflege hat ohne jeden Zweifel das Schwarzkümmelöl. Es versorgt die Haut mit heilenden und nährenden Substanzen. Innerlich angewandt wirkt es regulierend und harmonisierend auf den Energiehaushalt und hat darüber hinaus eine entgiftende Wirkung auf den gesamten Organismus, was sich nicht zuletzt im Erscheinungsbild der Haut widerspiegelt.

entgiftende Wirkung

■ Besonders gestreßter und müder Haut kommt Schwarzkümmelöl sehr zugute. Im Gegensatz zu handelsüblichen kosmetischen Wirkstoffen, die meist nur die ersten beiden Hautschichten erreichen, dringen native Öle tief in die Haut ein und wirken gleichzeitig entspannend und vitalisierend.

gestreßte und müde Haut

■ Der hohe Anteil an essentiellen Fettsäuren und natürlichem Vit-

Alterungs-
prozeß der
Haut

amin E ist für die antioxidative, das heißt die freien Radikale vernichtende Wirkung verantwortlich. Durch die Pflege mit Schwarzkümmelöl wird somit der Alterungsprozeß der Haut bereits auf der Zellebene verlangsamt.

> Bei regelmäßiger Anwendung von Schwarzkümmelpräparaten konnte festgestellt werden, daß sie
> – die Zellerneuerung fördern,
> – das Bindegewebe kräftigen und dadurch
> – die Haut glatt, seidig und geschmeidig machen.

Pflegemittel mit Schwarzkümmel

Basis-
rezepturen

Warum nicht einmal Kosmetikprodukte selbst herstellen, vor allem wenn uns die Natur so wertvolle Mittel wie den Schwarzkümmel zur Verfügung stellt. Im Anschluß finden Sie einige Basisrezepturen, die Sie selbstverständlich Ihrem individuellen Hauttyp anpassen können.

Zur Hautreinigung

■ Zur porentiefen Reinigung der Haut ist ein Gesichtspeeling mit Schwarzkümmelsamen genau das Richtige. Peelings verleihen der Haut ein frisches Aussehen, lösen alte Haut- und Schmutzpartikel und fördern die Durchblutung. Tragen Sie dazu einmal wöchentlich eine Masse aus zerstoßenen Schwarzkümmelsamen und etwas Schwarzkümmelöl mit sanften, kreisenden Bewegungen auf Ihre Gesichtshaut auf. Die Masse ca. 15 Minuten einwirken lassen, danach mit reichlich lauwarmem Wasser gründlich abwaschen.

■ Mischen Sie gemahlene Schwarzkümmelsamen im Verhältnis 2 : 1 mit Apfelessig, und waschen Sie damit gründlich Ihr Gesicht. Diese Rezeptur säubert nicht nur die Haut, sondern lindert gleichzeitig auch Hautausschläge.

Zur täglichen Pflege

■ Zur täglichen Hautpflege können Sie Ihre gewohnte Pflegecreme mit einigen Tropfen Schwarzkümmelöl anreichern. Experimentieren Sie: Je nach persönlicher Vorliebe können Sie auch ätherische Öle unterrühren. Achten Sie dabei allerdings darauf, daß nicht mehr als drei verschiedene Öle und insgesamt nur 10 bis 15 Tropfen in die Tagescreme gegeben werden.

■ Eine nährende Tagescreme können Sie auch selbst herstellen: Lösen Sie etwa zehn Gramm Bienenwachs im Wasserbad auf (etwa 50°C), und rühren Sie im flüssigen Wachs 50 Milliliter Jojobaöl und 50 Milliliter Schwarzkümmelöl glatt. Dann abkühlen lassen. Bewahren Sie die Creme im Kühlschrank auf.

nährende Tagescreme

Zur Entspannung und Schönheitspflege

■ Eine Mischung aus Schwarzkümmel-, Mandel- und Jojobaöl strafft die Haut und gibt ihr ein jugendliches Aussehen. Am besten ist es, die Ölmischung eine Stunde einwirken zu lassen. Mit reichlich lauwarmem Wasser abwaschen.

■ Einmal wöchentlich eine Gesichtsmaske auf die gereinigte Haut auftragen verleiht ihr jugendliche Frische und Geschmeidigkeit: Einen Teelöffel Schwarzkümmelöl und einen Teelöffel Weizenkeimöl unter ein Eigelb rühren und ein paar Tropfen Zitrone hinzufügen. Nach persönlichem Geschmack können auch einige Tropfen eines ätherischen Öls dazugeträufelt werden. Alles gut mischen und als Gesichtsmaske auftragen. Nach etwa einer halben Stunde wird die Masse mit viel warmem Wasser abgewaschen.

Gesichtsmaske

Gesichts-, Körper- und Massageöle

Öle sind das gewisse Etwas bei der Hautpflege. Je nach verwendeten Grundölen wirken sie anregend oder beruhigend. Auf jeden Fall schützen sie die Haut und stimulieren die Durchblutung.

Ein Gesichtsöl sollte auf den jeweiligen Hauttyp abgestimmt sein. Für helle Haut empfiehlt sich eine Mischung aus 40 Millilitern Jojobaöl, zehn Millilitern Schwarzkümmelöl und jeweils fünf Tropfen ätherischem Teebaum- und Kamillenöl. Dunkle Hauttypen dürfen den Anteil des Schwarzkümmels etwas erhöhen (25 Milliliter Schwarzkümmelöl mit 25 Millilitern Jojobaöl). Dazu können, ganz nach individuellem Geschmack, entweder einige Tropfen Teebaum-, Lavendel- oder Rosenöl gegeben werden.

Gesichtsöl

Körperöle sind gerade nach einem Vollbad oder einer Dusche das i-Tüpfelchen zum Wohlbefinden. Schwarzkümmelöl kräftigt das Bindegewebe, wirkt durchblutungsfördernd und strafft die Haut.

Stellen Sie sich Ihr persönliches Körperöl aus 30 Millilitern

Körperöl

Schwarzkümmelöl, 20 Millilitern Weizenkeimöl und zehn Tropfen ätherischem Öl (zum Beispiel Lemongras, Zedernholz oder Rosmarin) her. Das Weizenkeimöl ist ein natürliches Antioxidans und macht die Ölmischung somit länger haltbar.

Massageöl

In der Alternativmedizin spielen Körpermassagen traditionell eine große Rolle. Bei einer Massagebehandlung laufen subtile heilende und regenerierende Prozesse sowohl auf der psychischen als auch auf der physischen Ebene ab, die durch spezielle Massageöle noch verstärkt werden. Öle erhöhen außerdem die Hautelastizität, die Funktion der Talgdrüsen sowie der Blut- und Lymphzirkulation wird angeregt, durch die beschleunigte Zelltätigkeit werden Stoffwechselprodukte schneller abtransportiert und den Ausscheidungsorganen zugeführt.

> Der Wert des Schwarzkümmels für den Hautstoffwechsel liegt im wesentlichen im hohen Gehalt an mehrfach ungesättigten Fettsäuren.

nach körperlicher Anstrengung

■ Nach körperlichen Anstrengungen eignet sich ein Massageöl aus je 25 Millilitern Schwarzkümmel- und Arnikaöl, das mit acht bis zehn Tropfen ätherischem Lavendel- oder Wacholderöl versetzt wird. Diese Rezeptur entspannt und beugt starkem Muskelkater vor.

seelische Abgeschlagenheit

■ Bei seelischer Abgeschlagenheit und hormonell bedingten Gefühlsschwankungen empfiehlt sich ein Massageöl aus je 25 Millilitern Schwarzkümmel- und Borretschöl, das mit einigen Tropfen ätherischem Orangen- oder Mimosenöl angereichert ist.

Schwarzkümmel bei Hautleiden

Die Zahl der Menschen, die unter Hautkrankheiten leiden, für die es in der Schulmedizin weder eine Erklärung noch einen effektiven Heilungsansatz gibt, nimmt ständig zu. Die enormen Umweltbelastungen und tagtäglicher Streß und Hektik machen es uns, unserer Seele und auch unserer Haut nicht gerade leicht, fit und gesund zu sein und dabei noch strahlend auszusehen. Das Ausscheidungsorgan Haut macht körperliche wie auch seelische Störungen sichtbar. Hauterkrankungen sollten deshalb nicht als isoliertes Geschehen gesehen werden, das sich ausschließlich auf unserer Hautoberfläche abspielt, sondern immer ganzheitlich betrachtet werden.

Bei der Behandlung von Hautproblemen weist Schwarzkümmel ein breites Wirkungsspektrum auf. Schwarzkümmelpräparate werden innerlich sowie äußerlich angewandt und bieten somit diverse Ansatzpunkte. Durch die Kombination ihrer Inhaltsstoffe wirken Schwarzkümmelpräparate gleichzeitig immunregulatorisch wie auch entzündungshemmend und werden eingesetzt zur:
– Linderung und Beseitigung von ständigem Juckreiz,
– Regulierung und Harmonisierung des Immunsystems,
– Förderung des Heilungsprozesses.

Doch wie jede naturheilkundliche Behandlung erfordert auch eine Schwarzkümmeltherapie ein wenig Geduld. Man sollte also nicht auf ein schnelles Wunder hoffen. Denn im Gegensatz zu synthetischen Mitteln setzt das Naturmedikament Schwarzkümmel auf einer tiefen körperlichen Ebene an, stößt den Heilungsprozeß gewissermaßen von innen heraus an. Chemische Präparate lindern zwar oft schnell die Beschwerden, bekämpfen aber meist nur die Symptome und – was noch schlimmer ist – bringen häufig nachhaltige Nebenwirkungen mit sich, die den Organismus an anderer Stelle belasten.

naturheilkundliche Behandlung erfordert Geduld

Schwarzkümmel kann bei folgenden Hautproblemen eingesetzt werden:

1. Das Hautbild **Akne**, das durch Pickel und Mitesser geprägt wird, kann durch eine vierwöchige Kur mit Schwarzkümmel deutlich verbessert werden. Mischen Sie sich dafür eine Creme aus Schwarzkümmel- und Weizenkeimöl. Diese Grundsubstanz kann mit ätherischen Ölen wie Baldrian, Bergamotte, Fenchel, Jasmin, Lavendel, Kampfer, Mandarine, Teebaum, Ysop oder Zitrone angereichert werden. Der Schwarzkümmel befreit verstopfte Talgdrüsen und tilgt somit Entzündungsherde.

Akne

2. Bei **Schuppenflechte** hat sich ein altes ayurvedisches Rezept bewährt: einen Teil zerstoßene Schwarzkümmelsamen mit je einem Teil Drüsenklee, Balsamstrauch und Schwefel mit Kokosnußöl glattrühren. Die Paste wird auf die erkrankten Hautstellen aufgetragen.

Schuppenflechte

3. **Ekzeme** äußern sich durch flächig gerötete, juckende Hautstellen. Tragen Sie entweder reines Schwarzkümmelöl auf, oder versuchen Sie eine Behandlung mit einer Paste aus zwei Teilen Heilerde und einem Teil Apfelessig, die unter ständigem Rühren etwa vier Minuten lang erwärmt und erst vor dem Auftragen auf die Haut im Verhältnis 1 : 1 mit Schwarzkümmelöl gemischt wird. Die Paste am besten über Nacht einwirken lassen.

Ekzeme

4. Bei **chronischer Dermatitis** können die betroffenen Hautstellen mit unverdünntem Schwarzkümmelöl eingerieben werden. Eine so-

chronische Dermatitis

fortige Linderung des Juckreizes bringt eine Mischung aus gleichen Teilen Schwarzkümmel- und Teebaumöl. Um unerwünschte Hautreaktionen zu vermeiden, sollte die Ölmischung jedoch erst an einer kleinen Stelle getestet werden. In manchen Fällen hat sich auch die Zugabe von ätherischem Lavendel- oder Kamillenöl bewährt. Unterstützt wird die Therapie durch die Einnahme von dreimal täglich einem Eßlöffel Schwarzkümmelöl. Sind die akuten Beschwerden abgeklungen, kann die Einnahme auf einmal täglich reduziert werden.

Schwarzkümmel als Küchengewürz

wohl-schmecken-des Gewürz

Ebenso vielfältig wie die Einsatzmöglichkeiten in der Heilkunde sind die Anwendungsmöglichkeiten des Schwarzkümmels in der Küche. Diese Pflanze ist nicht nur eine sehr wertvolle Nahrungsergänzung, sondern auch ein außergewöhnlichen, und wohlschmeckendes Gewürz. Warum Schwarzkümmel also nicht in den täglichen Speiseplan aufnehmen? Wenn Sie die abwechslungsreiche Küche lieben, finden Sie in ihm ein delikates Würzmittel.

Es sollte an dieser Stelle nochmals darauf hingewiesen werden, daß zwischen dem hier beschriebenen Schwarzkümmel (Nigella sativa) und unserem haushaltsüblichen, Gewürzkümmel (Carum carvi) keinerlei botanische Verwandtschaft besteht und somit auch nicht ähnliche therapeutische Wirkungen zu erwarten sind.

Bezeichnungen des Schwarz-kümmels

Aufgrund der vielen Namen, die der Schwarzkümmel im Laufe der Jahrhunderte in den verschiedenen Kulturkreisen erhalten hat, ist es oftmals recht verwirrend herauszufinden, welche botanische Art in den Rezepten gerade behandelt wird. Daher an dieser Stelle noch einmal die gängigsten Bezeichnungen des Schwarzkümmels:

- *Schwarzer Koriander* wurde er bei unseren europäischen Vorfahren genannt.
- *Römischer Kümmel* soll wohl auf die südländische Heimat des Schwarzkümmels hinweisen.
- *Brotwurz* war seine volkstümliche Bezeichnung im Mittelalter.
- *Black Cumin,* also *Schwarzer Kümmel,* ist sein englischer Name, ebenso wie
- *Small Fennel,* das heißt »kleiner Fenchel« wegen seiner Ähnlichkeit mit den kleingefiederten Blättern dieses Gemüses.

- *Cumin noir* oder *Cumin faux* heißt er in Frankreich, außerdem
- *Toute épice,* die etwas elegantere Bezeichnung für »All-Gewürz«.
- Unter *Cörekotu,* was soviel bedeutet wie »Gras für kleines Gebäck«, findet man ihn in der Türkei.
- *Kalonji* heißt er in Indien, weil er dem Zwiebelsamen sehr ähnlich sieht. Auch bei uns wird er deshalb oft als »Schwarzer indischer Zwiebelsamen« angeboten.

Verwendung des Schwarzkümmels in der Küche

Grundsätzlich ist der Schwarzkümmel ein guter Ersatz für Pfeffer. Obwohl er etwas bitter schmeckt, ist er aromatischer und weniger scharf. Bei Magen- oder Nierenproblemen ist er daher in jedem Fall eine gesunde Alternative zum Pfeffer, außerdem regt er die Verdauung an.

Ersatz für Pfeffer

Die Samenkörner

Die Samenkörner des Schwarzkümmels werden entweder in einem Mörser zerstoßen oder in der Pfeffer- beziehungsweise Kaffeemühle zu feinem Pulver zermahlen. Wenn man die Samen in der Pfanne leicht anröstet, bevor man sie an die Speisen gibt, verstärkt sich ihr typisches Aroma. Als Gewürz können die Schwarzkümmelsamen in Eintöpfen, Gemüsebeilagen, verschiedenen Aufläufen oder Salaten verarbeitet werden.

Eine lange Tradition hat die Verwendung von Schwarzkümmel beim Brotbacken. Gemahlener Schwarzkümmelsamen verleiht jedem Backwerk einen außergewöhnlichen, würzigen Geschmack. Auch Kaffee oder Tee wird geschmacksintensiver, wenn man vor dem Aufbrühen ein kleine Prise gemahlener Schwarzkümmelsamen dazugibt. Wer für den Winter Gemüse einmacht, kann eine Handvoll Schwarzkümmelsamen mit verarbeiten. Die antibakteriellen Eigenschaften der Inhaltsstoffe machen das Gemüse länger haltbar und verleihen dem Eingelegten einen interessanten pikanten Geschmack.

lange Tradition beim Brotbacken

Schwarzkümmelöl zum Kochen, Braten und Backen

Fettes Schwarzkümmelöl macht viele Speisen wesentlich bekömmlicher. Fleischgerichte können um einiges aufgewertet werden, wenn man das Fleisch in Öl anbrät und dabei zusätzlich einen Schuß Schwarzkümmelöl in die Pfanne gibt. Marinaden und Salatsoßen werden um einiges geschmackvoller, wenn man die normale Grundlage aus Oliven- oder Sesamöl mit einem Teelöffel Schwarzkümmelöl anreichert. Wenn Schwarzkümmelöl nach dem Kochen über die warmen Speisen geträufelt wird, kommt sein intensiver Geschmack besonders zur Geltung. Die Gerichte sollten nach der Zugabe von Schwarzkümmel nicht mehr aufkochen. Es empfiehlt sich, mit kleineren Mengen des Öls zu beginnen, um die beste persönliche und individuelle Mischung zu ermitteln.

ätherisches Schwarzkümmelöl zum Kochen

Auch ätherisches Schwarzkümmelöl läßt sich ohne weiteres zum Kochen, Backen und Braten benutzen. Da es jedoch ein wesentlich stärkeres Aroma als das fette Schwarzkümmelöl besitzt, sollten nur einige wenige Tropfen als Zusatz zu den herkömmlichen Pflanzenölen verwendet werden.

Verstehen Sie die folgenden Rezepte als Anregung. Lassen Sie Ihrer Phantasie und Kreativität bei der Zubereitung der Speisen freien Lauf. Sicherlich werden Sie feststellen, daß Schwarzkümmel nicht nur gesund, sondern auch eine Köstlichkeit für jeden Feinschmecker ist.

Schwarzkümmel ist eine hervorragende Zutat für jede kulinarische Gesundheitsküche, die einfach und mühelos ein exotisches Flair in Ihre Speisen zaubert. Im Mittelmeerraum ist es schon seit langer Zeit üblich, Fleisch in einer Mischung aus Oliven- und Schwarzkümmelöl zu braten. Es steht Ihnen jedoch völlig frei, auch Suppen und Eintöpfe mit diesem orientalischen Gewürz anzureichern.

Kochen mit Schwarzkümmel

Weißkohlgemüse mit Schwarzkümmel

Für 4 Personen:
  1 kleiner Weißkohl
  kaltgepreßtes Pflanzenöl
  Salz
  1 TL Schwarzkümmelsamen

Den Kohl in kleine Streifen schneiden und ihn in einer Pfanne mit wenig Öl andünsten. Salzen, mit etwas Wasser ablöschen und 15 bis

20 Minuten leicht einköcheln lassen. In der Zwischenzeit die Schwarzkümmelsamen ohne Zugabe von Fett in einer Eisenpfanne anrösten. Die Samen zum Schluß unter das Gemüse heben und heiß servieren. Schmeckt köstlich zu Kartoffeln.

Zwiebelsuppe mit Nigella-Samen

Für 4 Personen:
2 getrocknete Brötchen
20 g Butter
500 g Zwiebeln
20 g Speck
1 l Wasser oder Gemüsebrühe
Salz
1 TL Distelöl
1 TL gemahlene Schwarzkümmelsamen
125 g geriebener Käse

Die Brötchen in Würfel schneiden und in der Butter goldgelb rösten, beiseite stellen. Zwiebeln in feine Ringe schneiden und mit dem gewürfelten Speck andünsten, bis sie goldgelb sind. Mit der Brühe oder dem Wasser übergießen, etwas Salz dazugeben und rund 30 Minuten leicht köcheln lassen. In der Zwischenzeit die gemahlenen Schwarzkümmelsamen im Distelöl andünsten und nach Ende der Kochzeit in die Suppe geben. Die gerösteten Semmelwürfel in eine feuerfeste Form geben und mit der Suppe übergießen. Mit dem geriebenen Käse überstreuen und im Backofen bei Oberhitze bis zur gewünschten Bräune überbacken.

Schwarzkümmelsoße zu Braten- oder Fischgerichten

^{1}/2 Liter Wasser
3 EL Essig
1 TL Schwarzkümmelsamen
50 g Butter
etwas Mehl
1 Eigelb
Salz
Zucker

Das Wasser mit dem Essig und den Schwarzkümmelsamen aufko-

chen. Aus Butter und Mehl in der Pfanne eine helle Mehlschwitze zubereiten und diese mit der kochenden Flüssigkeit aufgießen.
Nochmals kurz aufkochen lassen, bis die Flüssigkeit bindet. Dann in
der heißen, aber nicht mehr kochenden Soße ein Eigelb verquirlen
und mit Salz und Zucker abschmecken.

Backen mit Schwarzkümmel

Wenn Sie die Möglichkeit haben, Ihr Mehl selbst zu mahlen oder
es mahlen zu lassen, liegt nichts näher, als einige Schwarzkümmelsamen beizumischen. Auf ein Kilogramm Mehl reichen etwa
100 Gramm Schwarzkümmelsamen.

Genausogut können Sie die gemahlenen Samen in den Teig einarbeiten oder das Backwerk damit bestreuen. Einen intensiveren Geschmack erhalten Sie, wenn Sie einen kleinen Löffel Schwarzkümmelöl unter den Teig mischen.

Roggenbrot mit Schwarzkümmel

Für ein Brot:
  70 g Roggenmehl
  250 g Hartweizenmehl
  15 g frische Hefe
  225 g Sauerteig
  1 1/2 EL Schwarzkümmelsamen
  15 cl lauwarmes Wasser
  1/2 EL Salz
  grobes Maismehl
  1/2 TL Maisstärke (in 10 cl Wasser 2 bis 3 Minuten glasig kochen)

Hefe mit 2 EL Wasser verrühren und etwa 10 Minuten stehenlassen.
Salz im restlichen Wasser auflösen und unter den Sauerteig mengen.
Nacheinander die aufgelöste Hefe, den Schwarzkümmelsamen, das
Roggenmehl und 70 g Hartweizenmehl einarbeiten.
    Das restliche Hartweizenmehl auf die Arbeitsplatte geben, den Vor-
teig in die Mitte legen und so lange verkneten, bis ein geschmeidiger
Teig entsteht. Den Teig in eine Schüssel geben, zudecken und min-
destens eine Stunde ruhen lassen, bis sich sein Volumen verdoppelt
hat.

In der Zwischenzeit ein Backblech mit Maismehl bestreuen. Den Teig nochmals gut durchkneten, einen ovalen Laib formen und auf das Blech legen. Das Brot zudecken und ruhen lassen.

Währenddessen den Backofen auf 220 °C vorheizen. Das Brot mit der Maisstärkeglasur bestreichen und die Oberfläche dreimal einschneiden.

Auf der mittleren Schiene des Backofens erst 15 Minuten bei 220 °C backen, dann die Temperatur auf 180 °C reduzieren und in 40 Minuten fertigbacken. Zwischendurch kann das Brot noch ein- bis zweimal mit der Maisstärkeglasur bestrichen werden.

Indische Fladen mit Schwarzkümmel

Für 8 Fladenbrote von ungefähr 12 cm Durchmesser:
250 g Weizenvollkornschrot
1 TL Salz
20 cl Wasser
1 TL gemahlene Schwarzkümmelsamen

Mehl, Salz und Schwarzkümmelsamen vermischen und auf die Arbeitsfläche geben. Nach und nach das Wasser in die Mitte träufeln und zu einem glatten Teig verarbeiten. Der Teig sollte mindestens 5 Minuten kräftig geknetet werden, nach 10 Minuten ist er besonders locker.

Die Teigmasse mit einem feuchten Tuch bedecken und mindestens 30 Minuten ruhen lassen, danach nochmals durchkneten. Nun zu kleinen Kugeln formen, mit Mehl bestäuben und zu dünnen Fladen ausrollen. Eine Pfanne bei mittlerer Temperatur erhitzen und die Fladen auf jeder Seite rund 3 Minuten lang backen.

Gewürzbrot

Für ein Brot:
1,5 kg gesiebtes Hartweizenmehl
60 g frische Hefe
30 g Schwarzkümmelsamen
etwas geriebene Muskatnuß
60 cl lauwarme Milch
500 g Rohr-Rohzucker
500 g Butter
8 Eier

Hefe, 15 cl lauwarme Milch und 1 TL Rohzucker zu einem Vorteig verrühren und 10 Minuten an einem warmen Ort ruhen lassen. Die Butter in der restlichen Milch erwärmen, bis sie zerlaufen ist, und die lauwarme Butter-Milch-Mischung mit dem Mehl verarbeiten.

Die Eier schaumig schlagen, mit dem restlichen Zucker, den Schwarzkümmelsamen, einer Prise Muskatnuß und dem Vorteig unter das Mehl heben und zu einem weichen Teig verkneten. Zugedeckt etwa eine Stunde lang an einem warmen Ort ruhen lassen, bis sich sein Volumen verdoppelt hat.

Den Backofen auf 200 °C vorheizen. Dann den Teig in eine hohe Backform geben und im Backofen rund 50 Minuten lang backen.

Salate, Dressings und Dips mit Schwarzkümmel

Wann immer nur möglich, sollten Sie Ihren täglichen Vitaminbedarf mit frischem Gemüse decken. Besonders Salate eignen sich hervorragend, die wertvollen ungesättigten Fettsäuren des Schwarzkümmels voll zu genießen. Sollte Ihnen der Eigengeschmack des Schwarzkümmelöls im Dressing zu intensiv sein, können Sie alternativ auch einen Löffel der weniger streng schmeckenden Schwarzkümmelsamen verwenden.

Erfrischender Gurkensalat

> 1 grüne Salatgurke
> 1/2 Knoblauchzehe, frisch gepreßt
> 200 g Naturjoghurt
> 200 g Sauerrahm
> 1/2 TL gemahlene Schwarzkümmelsamen
> etwas Salz

Die gewaschene Gurke in feine Scheiben hobeln und etwas salzen. Joghurt und Sauerrahm gut miteinander verrühren, bis eine sahnige Masse entsteht. Den gepreßten Knoblauch und die Schwarzkümmelsamen unterheben, das Dressing über die Gurke gießen und leicht vermengen.

Weißkohlsalat mit Äpfeln

1 kleiner Weißkohl
etwas Wasser
1/2 Liter Gemüsebrühe
200 g Speckwürfel
1 TL Schwarzkümmelsamen
1 Schuß Essig
Salz
3 Äpfel
etwas Zucker

Weißkraut in feine Streifen hobeln und mit etwas heißem Wasser kurz überbrühen. Den gewürfelten Speck in einer Pfanne knusprig braten. Nun den Weißkohl und den Speck in die Gemüsebrühe geben, die Schwarzkümmelsamen mit etwas Essig und Salz unterheben. Alles zusammen etwa 10 Minuten köcheln lassen.

In der Zwischenzeit die Äpfel in dünne Scheibchen schneiden und diese in leicht gesüßtem Wasser kurz andünsten. Kraut und geschmorte Äpfel vermengen. Den Salat lauwarm servieren.

Bunter Salat mit Schwarzkümmeldressing

1 Bund Karotten
200 g gekochte grüne Bohnen
1 Bund Radieschen
2 bis 3 Tomaten
100 ml kaltgepreßtes Olivenöl
4 EL Zitronensaft
1 Prise Zucker
1 TL gemahlene Schwarzkümmelsamen

Karotten, Radieschen und Tomaten in feine Scheiben schneiden, die Bohnen halbieren.

Das Olivenöl mit dem Zitronensaft, dem Zucker und den Schwarzkümmelsamen so lange verrühren, bis ein sämiger Brei entsteht. Das vorbereitete Gemüse in eine Salatschüssel füllen und mit dem Dressing anmachen. Den Salat sofort servieren.

Kopfsalat mit Schwarzkümmelöl

1 frischer Kopfsalat
4 EL saure Sahne
1 EL Walnußöl
1 TL fettes Schwarzkümmelöl
1 EL Essig
1 EL gehackte Kräuter
etwas Salz und Zucker

Die Salatblätter vom Kopf lösen und schnell gründlich waschen. Die Blätter in ein Salatsieb geben und abtropfen lassen.

Die saure Sahne mit dem Walnußöl, dem Schwarzkümmelöl, dem Essig und den Kräutern gut verrühren. Bei Bedarf mit Salz und Zucker würzen.

Die Salatblätter in mundgerechte Stücke teilen und vorsichtig in der Salatsoße wenden. Sofort servieren.

Käse-Schwarzkümmel-Dip

1 kg trockener Quark
1/2 Liter Wasser
1 EL Butter
1 TL Schwarzkümmelsamen

Den Quark mit den Fingern durchbröseln, in eine Schüssel (wenn möglich aus Ton) füllen, mit einem Tuch bedecken und zwei Tage lang an einen ca. 30 °C warmen Platz stellen.

Dann den Quark in einem Topf unter ständigem Rühren auf etwa 80 °C erhitzen. Nach und nach Wasser, Butter und Schwarzkümmelsamen unterheben. Den Topf von der Herdplatte nehmen und so lange weiterrühren, bis die Masse abgekühlt ist. Der Dip wird zu Weiß- oder Schwarzbrot gereicht.

Beschwerden von A bis Z

Abwehrschwäche, allgemeine

Was versteht man darunter?

Das Krankheitsbild der allgemeinen Abwehrschwäche ist mit einer erhöhten Infektanfälligkeit verbunden. Bestehende Infekte werden nur sehr langsam auskuriert und meist immer wieder »verschleppt«.

> Die Ursache dafür liegt in einer Überlastung des körpereigenen Abwehrmechanismus. Das Immunsystem ist völlig erschöpft und macht regelrecht schlapp.

Menschen, die sich nach einer schweren Erkrankung in der Rekonvaleszenz befinden, sind besonders häufig von der allgemeinen Abwehrschwäche betroffen. Doch auch jahrelange Fehl- oder Mangelernährung kann das Immunsystem stark schwächen.

Rekonvaleszenz

 Allgemeine Tips

■ Schaffen Sie sich Ihre persönlichen Ruheinseln, und entspannen Sie sich regelmäßig. Vermeiden Sie Dauerstreß, und distanzieren Sie sich manchmal bewußt von den Problemen des Alltags.
■ Stärken Sie Ihre Immunkräfte durch eine ausreichende Vitaminzufuhr (besonders Vitamin C, E und Beta-Carotin) sowie durch Mineralien und Spurenelemente.
■ Bewegen Sie sich viel an der frischen Luft, und vermeiden Sie Genußgifte wie Alkohol, Tabak oder Drogen.
■ Ausgedehnte Schlaf- und Entspannungsphasen verhelfen zu innerer Ausgeglichenheit. Experimentieren Sie doch einmal mit traditionellen Entspannungstechniken wie Autogenem Training oder Yoga-Übungen.

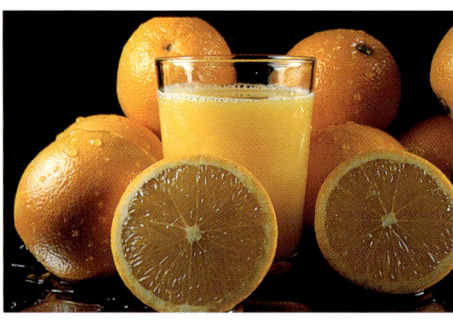

Abb. 17:
Frischer
Orangensaft
stärkt die Ab-
wehrkräfte

Anwendungen mit Schwarzkümmel

■ Täglich ein Glas frisch gepreßter Orangensaft, mit einem Eßlöffel fettem Schwarzkümmelöl versetzt, wirkt immunkräftigend und leistungssteigernd.
■ Zur allgemeinen körperlichen und psychischen Entspannung dient ein Vollbad mit etwa zehn Tropfen ätherischem Schwarzkümmelöl im Badewasser.

Allergien

Was versteht man darunter?

ein Drittel der Deutschen ist betroffen

Fehlgeleitete Reaktionen des Immunsystems auf eigentlich völlig harmlose oder sogar körpereigene Substanzen werden unter dem Begriff Allergien zusammengefaßt. Beinahe ein Drittel der Deutschen ist bereits davon betroffen – Tendenz steigend. Fließschnupfen, tränende Augen und juckende Haut sind wohl die verbreitetsten und bekanntesten Symptome. Als Allergene werden Stoffe wie Blütenpollen, Nahrungsmittelbestandteile, Schimmelpilze, Insektengifte oder bestimmte Medikamente benannt.

! Allgemeine Tips

■ In der Umgangssprache reagiert man gerne »allergisch« auf eine bestimmte Situation. Machen Sie sich diese Volksweisheit zunutze, und denken Sie darüber nach, wen oder was Sie nicht mögen. Entscheiden Sie ohne faule Kompromisse und ohne Wenn und Aber, denn Allergien sind in erster Linie Antworten des Körpers auf bestimmte psychische Not- beziehungsweise Mißstände.

Weglaßprobe

■ Um den Auslöser einer allergischen Reaktion einzugrenzen, empfiehlt sich die sogenannte Weglaßprobe. Vermeiden Sie bestimmte Dinge oder Lebensmittel für einige Wochen, und achten Sie darauf, ob sich die Symptome bessern.

Anwendungen mit Schwarzkümmel

■ Für Pollenallergiker empfiehlt es sich, die Behandlung mit Schwarzkümmel schon vor der kritischen Zeit zu beginnen. Nehmen Sie dreimal täglich 20 Tropfen Schwarzkümmelöl zu sich (ersatzweise dreimal täglich eine Kapsel). Die Einnahme sollte bis zum Herbst fortgesetzt werden.

■ Ist es schon zu spät und die Beschwerden haben bereits eingesetzt, können Sie sie durch die tägliche Einnahme von ebenfalls 20 Tropfen Schwarzkümmelöl lindern.

Ähnliche Wirkung hat ein Teeaufguß aus einem Eßlöffel gemahlenem Schwarzkümmel und einem halben Eßlöffel Kamille: fünf Wochen lang dreimal täglich eine Tasse, am besten vor den Mahlzeiten, trinken.

Asthma bronchiale

Was versteht man darunter?

Asthma bronchiale ist eine Erkrankung der Atemwege, genauer der Bronchialäste, die von anfallsartiger, quälender Atemnot mit starkem Hustenreiz und extremen Erstickungsängsten begleitet ist. Asthma (nichtallergisch) gehört zu den klassischen psychosomatisch bedingten Krankheitsbildern der heutigen Zeit. Wegen ihrer psychischen Wechselwirkung sollte die Behandlung der Symptomatik von einer Psychotherapie unterstützt werden.

psychosomatisch bedingtes Krankheitsbild

! Allgemeine Tips

■ Jeder Asthmatiker sollte für sich selbst ergründen, unter welchem psychischen Druck die Bronchialäste verkrampfen. Beobachten Sie, in welchen Situationen oder durch welche Gedanken Anfälle ausgelöst werden.

■ Praktizieren Sie möglichst oft Übungen aus der Verhaltenstherapie, und lernen Sie spezielle Atemtechniken, um mit der Atemnot umgehen zu können.

Verhaltenstherapie und Atemtechniken

Anwendungen mit Schwarzkümmel

■ Nehmen Sie, möglichst in der beschwerdefreien Zeit, dreimal täglich einen halben Teelöffel fettes Schwarzkümmelöl ein.
■ Inhalieren Sie, am besten vor dem Schlafengehen, zehn Minuten lang mit einem Sud aus 80 bis 90 Milliliter Schwarzkümmelöl auf einen Liter kochendes Wasser.

> Da Asthmatiker sehr sensibel auf psychischen Druck reagieren, sollten sie sich regelmäßige »Auszeiten« gönnen. Ideale Ziele für Entspannungstage sind das Gebirge oder das Meer. Die relativ staubfreie Luft stärkt die Funktionstüchtigkeit der Bronchien, und die ruhige Atmosphäre harmonisiert die Seele.

Bauchschmerzen

Was versteht man darunter?

Diffuse Bauchschmerzen entstehen meist durch Lufteinschlüsse im Darm (Blähungen) oder durch Überlastung der Verdauungsorgane nach einer zu reichlichen, fetten Mahlzeit (Völlegefühl). Weitere Ursachen können eine geschädigte Darmflora, Enzymmangel oder die schon mehrfach angesprochenen **Ernährungsfehler** sein.

In vielen Fällen von Verdauungsstörungen kann die Überproduktion von Magensäure (Sodbrennen) und der damit verbundene »nervöse Darm« als Wurzel allen Übels ausgemacht werden. Diese Symptome sind auf Streß und vor allem auf Ereignisse zurückzuführen, die einem im wahrsten Sinne des Wortes »auf den Magen schlagen«.

❗ Allgemeine Tips

■ Versuchen Sie beruflichen oder privaten Streß und die damit verbundene Hetze abzubauen.
■ Bewältigen Sie Ihre **Ängste**. Stellen Sie sich den Problemen des Alltags, indem Sie Schwierigkeiten beispielsweise am Arbeitsplatz oder Probleme in der Partnerschaft lösen.

Anwendungen mit Schwarzkümmel

■ Hervorragende Hilfe bei Blähungen ist ein Saft aus Apfelessig, gemahlenen Schwarzkümmelsamen und Schwarzkümmelöl: Dazu zwei Gläser des Essigs leicht erhitzen, ein kleines Glas des gemahlenen Samens einrühren und zum Schluß das flüssige Schwarzkümmelöl untermischen. Trinken Sie dreimal täglich, am besten bereits vor den Mahlzeiten, einen Eßlöffel des Safts.

■ Ein Tee aus Schwarzkümmel, Fenchel und Pfefferminze mit je sechs Tropfen Schwarzkümmelöl pro Tasse gilt als bewährtes Mittel zur Rundumbehandlung von Bauchschmerzen.

> Gönnen Sie sich bei akuten Beschwerden unbedingt etwas Ruhe. Legen Sie sich hin, und entspannen Sie sich und Ihre Verdauungsorgane mit einer Wärmflasche oder einem warmen Bauchwickel.

Bindehautentzündung

Was versteht man darunter?

Eine Bindehautentzündung entsteht durch eine Vielzahl von Umweltreizen, wie zum Beispiel Staub, trockene Raumluft, Klimaanlagen, Rauch, Hitze oder Zugluft. Rote, juckende und tränende Augen, bei starken Entzündungen mit Eiterabsonderungen, sind die Folge.

! Allgemeine Tips

■ Meist sind Bindehautentzündungen völlig harmlose Reizungen, die innerhalb weniger Tage von selbst wieder abheilen. Sollten Sie die Auslöser kennen, meiden Sie diese soweit wie möglich.

■ Strapazieren Sie Ihre Augen während einer Bindehautentzündung nicht zusätzlich durch langes Lesen, Arbeiten am Computer oder gar durch stundenlanges Autofahren.

Augen nicht zusätzlich strapazieren

Anwendungen mit Schwarzkümmel

Bindehautentzündungen können mit Augenkompressen aus einer Abkochung von Schwarzkümmel, Gelbwurz und Ingwer gemildert werden. Dieses überlieferte Rezept aus der ayurvedischen Heilkunde

Ayurvedische Heilkunde

verbessert die Sehtrübung und wirkt entzündungshemmend auf die Bindehaut. Kompressen zweimal täglich für etwa zehn Minuten auf die Augen legen.

Blasenentzündung

Was versteht man darunter?

häufiger Harndrang

Bei einer Blasenentzündung sind meist die Schleimhäute in der Harnblase entzündet, nur in einigen schweren Fällen ist die gesamte Blasenwand erkrankt. Betroffene verspüren starken und häufigen Harndrang, wobei aber jeweils nur kleine Urinmengen abgegeben werden. Beim Harnlassen kommt es zu stechenden, brennenden oder krampfartigen Schmerzen, der Urin ist trübe verfärbt.

! Allgemeine Tips

■ Geben Sie dem Harndrang nach, wann immer es möglich ist, und versuchen Sie nicht, sich das Bedürfnis zu »verkneifen«.
■ Trinken Sie reichlich Tee oder Wasser, damit die Blase gut gespült wird und Gifte und Keime ausgeschwemmt werden. Blasen- und Nierentees aus der Apotheke unterstützen die Ausscheidung.
■ Wurde die Infektion durch eine Darmentzündung hervorgerufen, kann eine kurmäßige Darmreinigung notwendig werden.

Anwendungen mit Schwarzkümmel

ausleitende und entkrampfende Eigenschaften

Schwarzkümmelpräparate entfalten entzündungshemmende, entgiftende, ausleitende und entkrampfende Eigenschaften, was sie zu einem idealen Heilmittel bei Blasenleiden macht. Trinken Sie mehrmals täglich nach Geschmack mit Honig gesüßten Schwarzkümmeltee, und massieren Sie zusätzlich Ihren Unterbauch mit fettem Schwarzkümmelöl ein.

Bluthochdruck

Was versteht man darunter?

Statistiken zufolge leidet bereits jeder siebte Mensch in den Industrieländern unter Bluthochdruck (Hypertonie). Da Bluthochdruck schmerzlos ist und lediglich mit harmlosen Symptomen wie Schwindelgefühl, Ohrensausen, Nasenbluten oder innere Unruhe einhergeht, wird er oft erst bei routinemäßigen Gesundheits-Checks diagnostiziert.

Bis zu einem gewissen Punkt fühlen sich Menschen mit zu hohem Blutdruck sogar besonders aktiv und unternehmungslustig. Das darf allerdings kein Anlaß dafür sein, hohe Blutdruckwerte zu verharmlosen.

Die Hypertonie gleicht einer Zeitbombe. Wenn die Blutgefäße über Jahre dem erhöhten Druck standhalten müssen, können fast alle inneren Organe, vor allem aber das Herz geschädigt werden.

❗ Allgemeiner Tip

Bei etwa 90 Prozent der Hypertoniker lassen sich keine eindeutigen Ursachen für ihre Erkrankung finden, meist liegt eine ganze Kette von Risikofaktoren zugrunde. Es kann davon ausgegangen werden, daß Bluthochdruck stark von der Psyche beeinflußt wird.

Wenn Menschen ständig unter Druck stehen, sie bis an ihre Leistungsgrenzen (und darüber hinaus) gehen, ist es mehr als verständlich, daß der Körper diesen Druck auch an den Blutkreislauf weitergibt. Versuchen Sie, Ihre Lebensweise umzustellen. Sie werden sehen, daß einige einfache Maßnahmen eine medikamentöse Therapie vermeiden helfen.

Umstellung der Lebensweise

Entspannen und schlafen Sie ausreichend, ernähren Sie sich vollwertig, ausgewogen und vor allem fettarm, treiben Sie Sport, und verzichten Sie auf blutdrucksteigernde Genußgifte wie Alkohol und Zigaretten.

Anwendungen mit Schwarzkümmel

Trinken Sie mehrmals täglich in kleinen Schlucken ein warmes Getränk, dem sechs Tropfen Schwarzkümmelöl hinzugefügt wurden.

Die Schwarzkümmeltherapie kann durch weitere blutdrucksenkende natürliche Mittel, wie zum Beispiel Wegwartenkraut, Passionsblume oder Rauwolfia, verstärkt werden.

> Testen Sie aus, ob Sie zu den salzempfindlichen Menschen gehören. Reduzieren Sie dafür probeweise den Salzkonsum für ein bis zwei Wochen, und beobachten Sie in dieser Zeit Ihre Blutdruckwerte. Viele Hochdruckpatienten konnten durch drastische Salzreduzierung in ihrer Kost den Blutdruck erheblich senken.

Bronchitis

Was versteht man darunter?

Bronchitis nennt man entzündliche Prozesse in den Schleimhäuten der Atemwege. Auslösende Faktoren können Umweltgifte, Luftschadstoffe, Bakterien, Viren oder andere Reizstoffe sein, die wir tagtäglich durch die Atemluft aufnehmen. Die Abwehrreaktion der Schleimhäute führt zu einer erhöhten Durchblutung, wodurch die Schleimhäute anschwellen und sich schließlich die Atmung erschwert. Fieber und Hustenanfälle mit oder ohne Auswurf sind häufige Symptome einer Bronchitis. Die akute Form der Erkrankung tritt oft im Zusammenhang mit einer Erkältung auf.

 Allgemeine Tips

■ Versuchen Sie, so viele warme Getränke zu trinken wie möglich, am besten Tee, um den Schleim zu lösen.
■ Sehr hilfreich sind Klopfmassagen zur Lockerung des Schleims.
■ Machen Sie in der kalten Jahreszeit vermehrt warme Fußbäder, und fahren Sie wann immer möglich ans Meer oder in die Berge. Saubere Luft ist besonders heilsam!

Klopfmassagen

Anwendungen mit Schwarzkümmel

sekretlösende und entkrampfende Eigenschaften

Durch seine ätherischen Wirkstoffe besitzt Schwarzkümmel gefäßerweiternde, sekretlösende und entkrampfende Eigenschaften. Nehmen Sie dreimal täglich einen halben Teelöffel Schwarzkümmelöl zu sich. Unterstützen Sie diese Wirkung durch Kopfdampfbäder mit ätherischem Schwarzkümmelöl. Einreibungen des Brustbereiches mit fettem Schwarzkümmelöl lindern akute Beschwerden.

Depressionen

Was versteht man darunter?

Untersuchungen der Weltgesundheitsorganisation (WHO) zufolge leidet jeder vierte im Laufe seines Lebens zumindest einmal an einer depressiven Verstimmung, Tendenz steigend. Depressionen treten vermehrt in den Bevölkerungsschichten auf, in denen man dies am allerwenigsten vermuten möchte, nämlich bei den gut und sehr gut Verdienenden.

steigende Tendenz

> Wie wir alle wissen, können Glück und Lebensfreude nicht erkauft werden. Wirklich glückliche Menschen sehen bei genauerem Hinsehen anders aus. Sie leben einfach, haben geringe Ansprüche, freuen sich über tagtägliche Dinge wie zum Beispiel den Sonnenaufgang, eine Blume am Wegesrand und Menschen, denen sie begegnen.

Echte Lebensfreude, die ja das Gegenteil der Depression ist, treffen wir daher nur noch bei den Naturvölkern oder bei einfachen, meist alten Leuten.

Der materielle Überfluß, an dem sich gerade die Reichen unserer Welt erfreuen, wirft seine Schatten. So mangelt es uns und vor allem den bereits an Depressionen erkrankten Menschen an Licht und Lebensfreude. Wie sollen wir auch wirklich glücklich werden oder zumindest zur Ruhe kommen, wenn man uns von morgens bis abends suggeriert, daß wir gar nicht glücklich sein können! Radio- und Fernsehspots weisen uns immer wieder auf vermeintliche Mängel hin oder unterstellen uns einen Mangel, den wir bislang noch gar nicht wahrgenommen hatten.

Betrachten wir die klinischen Symptome der Depression, so stellen wir fest, daß sich die ersten Anzeichen der Erkrankung in einer verminderten Wahrnehmung und Reaktionsfähigkeit auf äußerliche Reize äußern. Wenn jemand zuviel ißt oder trinkt, wird ihm schlecht, und er muß sich übergeben. Essen und trinken wird er in den nächsten Tagen nur mit allergrößter Vorsicht. Wenn jemand über seine Verhältnisse lebt oder die Dinge des täglichen Lebens nicht mehr zu

klinische Symptome der Depression

schätzen weiß, so muß sich diese Form des »Überfressens« in einer Art psychischen Übelkeit widerspiegeln, die man auch als verminderte Reaktionsfähigkeit bezeichnen kann. Der Mensch wird depressiv. So oder so, die Natur des Menschen weiß sich auf jede erdenkliche Entartung einzustellen und diese postwendend zu korrigieren.

verminderte Reaktions- fähigkeit

 Allgemeine Tips

■ Streß, berufliche Belastung oder einschneidende Ereignisse im Privatleben können Auslöser von Depressionen sein. Auch Drogen-, Alkohol- und Medikamentenmißbrauch müssen als Ursachen in Betracht gezogen werden.

■ Die Betroffenen sind oftmals nicht selbst dazu in der Lage, sich aus ihrer Situation zu befreien. Daher sind besonders Angehörige und Freunde gefordert, ihnen mit viel Liebe und Verständnis zu begegnen und sie zu unterstützen.

depressive Menschen brauchen viel Zuwendung

■ Depressive Menschen brauchen viel Zuwendung, auch wenn sie oft träge, unwillig und wortkarg erscheinen. Gespräche über die Krankheit können oft der erste Schritt zur Heilung sein.

Anwendungen mit Schwarzkümmel

Schwarzkümmel beeinflußt mit seinem hohen Gehalt an essentiellen Fettsäuren das Immunsystem, den Hormonhaushalt sowie die Psyche des Menschen und eignet sich daher zur unterstützenden Behandlung bei Depressionen. Die tägliche Einnahme von drei Gramm Schwarzkümmelöl kann zu einer grundlegenden Harmonisierung von Körper, Geist und Seele beitragen.

Harmonisie- rung von Kör- per, Geist und Seele

Durchfall

Was versteht man darunter?

Durchfallerkrankungen (Diarrhoe) weisen uns darauf hin, daß im Darm irgend etwas nicht in Ordnung ist. Die Diarrhoe kann auf viele verschiedene Ursachen zurückzuführen sein kann. Psychische Konflikte, Angst und Streß gelten ebenso wie Bakterien, Viren, Pilze, Antibiotika und andere Medikamente als Auslöser.

Auslöser

Verzichten Sie nach Möglichkeit zunächst auf eine medikamentöse

Behandlung. Geben Sie dem Körper Zeit, seinen Verdauungstrakt zu reinigen und Schadstoffe auszuscheiden.

Der Ausdruck »Schiß haben« ist wohl jedem geläufig, was uns zur eigentlichen Problematik dieser Darmstörung führen kann. Ergründen Sie Ihre Ängste, und versuchen Sie, sich diese bewußtzumachen. Eine zusätzliche Darmsanierung (beispielsweise durch eine Heilfastenkur) kann auf körperlicher Ebene dazu beitragen, daß die psychische Ebene mehr Energie zur Verfügung hat, die angstauslösenden Faktoren zu »verdauen«.

! Allgemeine Tips

■ Ein Patentrezept gegen Durchfall gibt es nicht. Am wichtigsten ist es jedoch, den entstandenen Flüssigkeitsverlust durch viel Trinken von Mineralwasser oder Tee auszugleichen. Elektrolytgetränke versorgen den Körper mit den nötigen Mineralstoffen.
Elektrolytgetränke

■ Verzichten Sie möglichst auf feste Nahrung. Ihr Organismus hat im Augenblick anscheinend genügend »harte Brocken« zu verdauen.

■ Karottensaft, schwarzer Tee oder ein geriebener Apfel sind altbewährte Hausmittel, die bei Durchfall immer wieder mit Erfolg eingesetzt werden.

■ Ein auch von Hausärzten häufig verordnetes altes Hausmittel sind Salzstangen und Coca-Cola. Diese Kombination entzieht dem Darm Flüssigkeit und dickt den Darminhalt ein.

Anwendungen mit Schwarzkümmel

Schwarzkümmelanwendungen haben in der ägyptischen Heilkunst bei Durchfallerkrankungen eine lange Tradition: einen Löffel gemahlene Schwarzkümmelsamen und einen Löffel Ingwer in eine Tasse Schwarzkümmeltee einrühren. Dreimal täglich trinken, bis der Durchfall nachläßt.
lange Tradition bei Durchfallerkrankungen

Erkältung und Grippe

Was versteht man darunter?

Erkältungserreger werden durch Tröpfcheninfektion beim Sprechen, Atmen oder Niesen übertragen. Ob man sich ansteckt, hängt nicht nur von der Menge der Viren, sondern auch von der körperlichen und seelischen Konstitution eines jeden einzelnen ab.

In der Schulmedizin unterscheidet man zwischen grippalen Infekten, also einfachen Erkältungen, und der echten Grippe, der sogenannten **Influenza**. Der Unterschied zwischen beiden liegt in der Schwere der Erkrankung und in den verschiedenen Virenstämmen, die sie hervorgerufen haben. Auf jeden Fall wird ein intaktes Immunsystem benötigt, um den Grippeviren Paroli bieten zu können.

! Allgemeine Tips

■ Stärken Sie Ihr Immunsystem das ganze Jahr hindurch mit ausgedehnten Spaziergängen an der frischen Luft.

Wichtig ist daneben eine ausreichende Versorgung mit Vitamin C. Mit Nahrungsmitteln wie Kiwis, Zitrusfrüchten oder auch der Haushaltszwiebel läßt sich der Vitamin-C-Bedarf das ganze Jahr hindurch gut decken.

> ■ Versuchen Sie bei einer Grippe nicht, durch Medikamente – insbesondere nicht durch Antibiotika – Fieberschübe zu unterdrücken. Erhöhte Körpertemperatur ist ein Zeichen für die wichtige und notwendige Immun- und Stoffwechselaktivität des Körpers.

■ Trinken Sie bei grippalen Infekten möglichst viel, und verzichten Sie getrost auf feste Nahrung. **Wadenwickel und Holunderblütensaft** sind auch heutzutage hervorragende Mittel, Fieber zu senken.
■ Wichtig ist aber vor allem, daß Sie sich während der Erkrankung reichlich Ruhe gönnen.

Anwendungen mit Schwarzkümmel

> Bei Grippe und Erkältungskrankheiten aller Art ist Schwarzkümmel ein wirksames Erste-Hilfe-Mittel, das in keiner Hausapotheke fehlen sollte.

■ Zur Vorbeugung kann täglich eine Kapsel eingenommen werden. Schwarzkümmel trägt dazu bei, die Immunabwehrkräfte zu stärken. Hat sich der Virus bereits ausgebreitet, können dreimal täglich zwei Kapseln seiner Vitalität drastisch zusetzen. **Steigerung der Abwehrkräfte**
■ Eine Teemischung aus Schwarzkümmel, Süßholz und Anis sollte bei akuten Erkältungssymptomen und zur Steigerung der Abwehr-

kräfte über den ganzen Tag verteilt getrunken werden. Bei Bedarf kann mit Honig gesüßt werden.

Haarausfall

Was versteht man darunter?

Haarausfall kann viele verschiedene Ursachen haben. Daß jeder Mensch bis zu 100 Haare pro Tag verliert, ist völlig normal. Erst wenn überdurchschnittlich viele Haare ausgehen, spricht man von akutem Haarausfall, der durch hormonelle Umstellungsphasen, Streß, Eisenmangel, Entzündungen und Infektionen hervorgerufen werden kann. Kommt es plötzlich zu Haarausfall und finden Sie Ihre Haare büschelweise in der Bürste wieder, sollte ärztlicher Rat eingeholt werden, da sich dahinter möglicherweise eine schwerwiegende Erkrankung verbirgt.

! *Allgemeine Tips*

■ Da Haarausfall von vielen Faktoren ausgelöst werden kann und oft ein Hinweis für ein Ungleichgewicht im Körper ist, sollte man zuerst den Mineralien- und Hormonhaushalt überprüfen lassen.

■ Informieren Sie sich darüber, ob es sich vielleicht um erblich bedingten Haarausfall handelt. Neben diesem Faktor spielen natürlich auch das Lebensalter und die Empfindlichkeit der Haarbälge gegenüber den männlichen Geschlechtshormonen eine entscheidende Rolle.

■ Bei Frauen ist vorübergehender Haarausfall nach der Entbindung oder in den Wechseljahren relativ häufig zu beobachten.

psychische Probleme

■ Gerade in jungen Jahren bringt Haarausfall oftmals psychische Probleme mit sich. Ziehen Sie sich auf keinen Fall zurück.

Vielleicht helfen Ihnen auch folgende Gedanken weiter: Die Haare sind Sinnbild der geistigen Wurzeln unserer Psyche. Stellt man sich den Mensch umgedreht, mit dem Kopf in der Erde vor, so erhält man eine Vorstellung davon, was alte Philosophen über die geistig ernährende Funktion der Haare zu berichten wußten. So entspricht die wilde Löwenmähne dem ungebändigten Bedürfnis, sich nicht »zurechtstutzen« zu lassen. Die geschorenen Mönchshäupter zeugen vom Gegenteil, nämlich ihre Wünsche und Bedürfnisse dem Klosterorden und somit dem göttlichen Prinzip unterzuordnen.

Anwendungen mit Schwarzkümmel

Auch das Haar spiegelt den Allgemeinzustand des Körpers wider. Durch seine regulierende Wirkung auf sämtliche Körperfunktionen kann innerlich angewandter Schwarzkümmel zum gesunden Haarwuchs beitragen. Doch auch zur äußeren Anwendung gibt es uralte überlieferte Rezepturen:

äußere Anwendung

Waschen Sie Ihr Haar jeden zweiten Tag, und lassen Sie es ganz sanft an der Luft trocknen. Dann massieren Sie Schwarzkümmelöl in die Haaransätze ein, lassen es eine halbe Stunde einwirken und waschen danach das Haar gründlich aus. Zum Ausgleich der Körperfunktionen und zur inneren Unterstützung sollten Sie außerdem täglich zwei Teelöffel Schwarzkümmelöl einnehmen.

Hämorrhoiden

Was versteht man darunter?

Ursachen: chronische Verstopfung, Bewegungsmangel, sitzende Tätigkeit, falsche Ernährung

Starke Schmerzen während und nach der Darmentleerung, Juckreiz am After und hellrotes Blut auf dem Kot sind eindeutige Hinweise auf innere Hämorrhoiden. Dabei handelt es sich um knotige Aussackungen der Venen am Darm, die ständig von entzündetem Gewebe umgeben sind und entweder außerhalb oder innerhalb des Afters hervorspringen.

Die Neigung zu Hämorrhoiden kann erblich bedingt sein oder durch chronische Verstopfung, mangelnde Bewegung, überwiegend sitzende Tätigkeiten und auch durch falsche Ernährung begünstigt werden.

! Allgemeine Tips

■ Hämorrhoiden werden in der Regel mit schmerzstillenden, entzündungshemmenden Salben behandelt. Achten Sie darauf, daß die Präparate kein Kortison enthalten. Kortison lindert zwar die Schmerzen und eventuell bestehende Entzündungen, der Wirkstoff kann das empfindliche Gewebe aber enorm schädigen.

Kein Kortison

■ Vermeiden Sie langes Sitzen oder Stehen.

■ Nach dem Stuhlgang sollten Sie auf besonders gründliche Analhygiene achten.

■ Überdenken Sie Ihre Ernährungsweise. Gerade wenn man unter

Hämorrhoiden leidet, ist es wichtig, alle Maßnahmen, die die Verdauungstätigkeit fördern, zu beachten.

Anwendungen mit Schwarzkümmel

Schwarzkümmel hat eine sehr gute Wirkung bei der Bekämpfung von Hämorrhoiden. Er kann hierbei innerlich und auch äußerlich angewendet werden.

■ Nehmen Sie eßlöffelweise und zu gleichen Teilen zerstampften Schwarzkümmelsamen und Rohrzucker zu sich. Achten Sie darauf, daß Sie nach der Einnahme reichlich trinken.

■ Reinigen Sie die entzündeten und juckenden Stellen äußerst gründlich, und reiben Sie diese anschließend mit Schwarzkümmelöl ein. Zusätzliche Maßnahmen sind Sitzbäder: ca. 15 Milliliter Schwarzkümmelöl auf einen Liter Wasser.

Sitzbäder

Husten

Was versteht man darunter?

Viele verschiedene Krankheitsbilder können von Hustenreizen begleitet sein.

> Husten ist ein äußerst wichtiger Schutzreflex des Organismus, um Fremdkörper durch die Luftröhre nach außen zu befördern. Sammeln sich Krankheitserreger in der Lunge an, wird der gesunde Organismus deshalb versuchen, diese mit Unterstützung des Hustensekrets loszuwerden.

Der sogenannte Reizhusten ist somit eine unproduktive Form von Husten, weil er trocken und ohne jegliche Art von Auswurf ist.

Im Volksmund sieht man im Husten eine Parallele zu psychischen Konfliktsituationen. Und jeder weiß, was mit dem Ausspruch »jemandem etwas husten« gemeint ist.

»jemandem etwas husten«

Bei chronischen oder akuten Hustenanfällen lohnt es sich daher, einmal in diese Richtung zu denken: Was reizt uns, oder vor was möchten wir uns schützen, aber vor allem: Welchen Fremdkörper wollen wir loswerden?

! Allgemeine Tips

■ Versuchen Sie nicht, den Hustenreiz zu unterdrücken, und spucken Sie die abgehusteten Sekrete wenn möglich aus.

■ Ständiges Hüsteln oder Räuspern kann durch langes und lautes Reden hervorgerufen werden. Es kann aber auch Ausdruck von Verlegenheit oder Anspannung sein und somit **psychische Ursachen** haben. Achten Sie darauf, wann Sie wem »etwas husten« oder durch lautes Räuspern auf sich aufmerksam machen wollen.

■ Vermeiden Sie bei Husten nach Möglichkeit den Griff zur chemischen Keule, da mit den meisten Medikamenten der Hustenreiz lediglich unterdrückt wird. Inhalationen und alte Hausmittel, wie zum Beispiel Zwiebelsaft, helfen in der Regel genauso gut.

Anwendungen mit Schwarzkümmel

Schwarzkümmel erleichtert das Abhusten

Schwarzkümmel erleichtert das Abhusten, da er die Körpersaftsekretion steigert und die Gefäße erweitert.

■ Nehmen Sie dreimal täglich zwei Schwarzkümmelkapseln ein, und inhalieren Sie auch mit dem Öl dieser Samen.

■ Ein Tee mit Schwarzkümmelbeigabe wird bei starken Hustenanfällen als sehr erleichternd und schmerzmildernd beschrieben: einen Eßlöffel Schwarzkümmelsamen und je einen Teelöffel Anis, Süßholz und Kamille (fein gemahlen) in 200 Milliliter heißes Wasser einrühren, etwas ziehen lassen, filtern und heiß trinken.

Heuschnupfen

Was versteht man darunter?

Der Heuschnupfen kann als eine Spielart des allergischen Schnupfens bezeichnet werden. Jahr für Jahr leiden Tausende von Menschen daran, fast immer um die gleiche Zeit.

Diese allergische Erkrankung trägt ihren Namen jedoch völlig zu Unrecht, weil er nicht die wahren Übeltäter dieser Allergie benennt. Denn Heu an sich ist mit Sicherheit nicht der Auslöser dieser Überreaktionen des Körpers. Es sind vielmehr die **Blütenpollen** der Sträucher, Gräser und Bäume, die dafür anfällige Menschen die gesamten Frühlings- und Sommermonate über belasten.

Bei speziellen Untersuchungen, den sogenannten Allergietests, stellt man auch häufig fest, daß der Heuschnupfen nicht nur von bestimmten Pollenarten, sondern auch von Nahrungsmitteln, die eine botanische Verwandtschaft mit den Blütenpollen verbindet, ausgelöst werden kann (siehe auch »Die allergische Immunreaktion«, Seite 35 f.).

Nahrungs-
mittel

! Allgemeine Tips

■ Es ist relativ schwierig, Allergene, also die allergieauslösenden Substanzen, die über die Atemluft aufgenommen werden, zu vermeiden. Weiß man jedoch prinzipiell über Allergien Bescheid, kann man mit seiner Erkrankung besser umgehen. Informieren Sie sich deswegen ausführlich, wie es zu allergischen Reaktionen kommt und was Sie dagegen tun können.

Im Alltag können folgende Regeln zur »Schadensbegrenzung« beitragen:

Regeln zur
»Schadens-
begrenzung«

■ Schützen Sie Ihre Augen vor den Pollenkörnern, beispielsweise durch eine Brille.

■ Informieren Sie sich über den Pollenflug, und bleiben Sie an stark belasteten Tagen am besten im Haus.

■ Duschen Sie regelmäßig, um Haare und Haut von anhaftenden Pollen zu befreien.

■ Schlafen Sie bei geschlossenem Fenster.

■ Überlassen Sie Hausarbeiten, bei denen viel Luft aufgewirbelt wird, wie Staubwischen und Staubsaugen ruhig den anderen.

Anwendungen mit Schwarzkümmel

■ Schon bevor der Pollenflug beginnt, sollten Sie dreimal täglich 20 Tropfen Schwarzkümmelöl oder ersatzweise dreimal täglich eine Kapsel einnehmen. Unterbrechen Sie diese Behandlung nach der Heuschnupfenzeit nicht, sondern setzen Sie die Einnahme bis in den Herbst fort.

Behandlung
bis in den
Herbst fort-
setzen

■ Vor dem Schlafengehen sollten Sie mit einem Sud aus fünf Tropfen ätherischem Schwarzkümmelöl in ca. 80 °C heißem Wasser intensiv inhalieren. Bedecken Sie während der Behandlung Ihren Kopf unbedingt mit einem großen Handtuch. Die entkrampfende und gefäßerweiternde Wirkung der ätherischen Wirkstoffe im Schwarzkümmel kommen bei dieser Methode voll und ganz zum Tragen.

Hormonstörungen

Was versteht man darunter?

Botenstoffe

Der menschliche Organismus produziert etwa 200 Hormone oder Enzyme. Diese Botenstoffe erfüllen eine Vielzahl von Aufgaben: sie regeln den Stoffwechsel, sind für Wachstum und die Zellerneuerung verantwortlich, steuern geschlechtsspezifische Keimdrüsen, unterstützen den Körper in belastenden Situationen und beeinflussen unser seelisches Wohlbefinden. So wird zum Beispiel das Hormon Adrenalin mobilisiert, wenn Leistung gefordert ist, oder das Hormon Insulin ausgeschüttet, wenn der Blutzuckerspiegel nach dem Essen gesenkt werden muß.

> Zu Hormonstörungen kommt es durch seelische Probleme, Streß, Stoffwechselstörungen, Umweltgifte oder durch übermäßigen Gebrauch von Genußmitteln.

! Allgemeine Tips

■ Hormonstörungen sind in vielen Fällen seelisch bedingt. Führen Sie intensive Gespräche mit Ihrem Partner, schildern Sie ihm Ihr Gefühlsleben, Ihre Wünsche, Ängste und Hoffnungen, um so gemeinsam neue Stimulationen zu finden.
■ Bringen Sie Ihr Sexualleben auf Vordermann. Bereichern Sie Ihr Liebesleben mit neuen Formen der Zärtlichkeit. Trauen Sie sich, einmal ganz aus sich herauszugehen. Sie werden wunderbare Erfahrungen machen.

Anwendungen mit Schwarzkümmel

Verbesserung der Stimmungslage

Steigern Sie mit Hilfe von Schwarzkümmel die Produktion der Körpersäfte und Sekrete. Schwarzkümmel hilft außerdem, die Gefäße zu erweitern, und verbessert die Stimmungslage spürbar.

!

Empfohlen werden dreimal täglich 25 Tropfen Schwarzkümmelöl.

Insektenstiche

Was versteht man darunter?

Wer kennt sie nicht, die stark juckenden Quaddeln, die uns durch sommerliche Mückenangriffe zugefügt werden. Diese sind zwar im Vergleich zu Stichen von Wespen, Bienen oder Hornissen unangenehm, aber relativ harmlos. Bei letzteren handelt es sich nämlich um zum Teil sehr schmerzhafte, große rote Schwellungen, die durch bestimmte von den Insekten abgegebene Gifte und deren Entzündungsstoffe hervorgerufen werden. Für Menschen, die nicht allergisch auf Insektengifte reagieren, kein Problem – die Schwellung geht nach ein bis zwei Tagen ohne weiteres Zutun zurück. Gefährlich und sogar lebensbedrohlich wird es für Menschen, die auf Insektenstiche allergisch dispositioniert sind.

❗ Allgemeine Tips

■ Achten Sie beim Kauf von Sonnencremes und Körperölen darauf, daß diese keine Substanzen enthalten, die Insekten anlocken (zum Beispiel süßlich riechende Sonnenschutzmittel). Es gibt außerdem gute Naturpräparate, die uns diese lästigen Tierchen vom Leib halten.   **gute Naturpräparate**
■ Sollten Sie trotz aller Vorsichtsmaßnahmen gestochen werden, entfernen sie, sofern nötig, den Stachel, und säubern Sie die entsprechende Stelle am besten mit Zitrone.
■ Kühle Umschläge und entzündungshemmende Gels lindern die Schmerzen und mildern die Schwellung.   **kühle Umschläge**

Anwendungen mit Schwarzkümmel

Schwarzkümmel ist ein ausgezeichnetes Mittel, um Insektenstichen vorzubeugen.

> Einen insektenfreien Sommerabend im Freien können Sie genießen, wenn Sie Schwarzkümmelsamen und Weihrauch in eine kleine Pfanne geben und diese Mischung über offenem Feuer (beziehungsweise über einer kleinen Flamme oder Glut) verglühen lassen.

Der aromatisch-würzige Duft vertreibt jede Art von Insekten völlig problemlos.

Konzentrationsschwäche

Was versteht man darunter?

Obwohl sich immer mehr Menschen auf immer weniger konzentrieren können, ist Konzentrationsschwäche im eigentlichen Sinne **keine Krankheit**. Häufig kommt darin lediglich der Mißmut gegenüber ungeliebten, langweiligen oder eintönigen Aufgaben zum Ausdruck.

So könnte man zur Unkonzentriertheit auch Zerstreutheit sagen, die darauf hindeutet, daß man sich für das aktuelle Thema schlichtweg nicht interessiert. So schaltet der Verstand bei der Bewältigung von Routineaufgaben schließlich ab und quittiert gewissermaßen seinen Dienst.

! *Allgemeine Tips*

■ Wenn der Alltag zu eintönig wird und alles in Routine zu ersticken droht, ist es von größter Bedeutung, sich endlich den Dingen zu widmen, die Neugierde und Interesse wecken. Wer sich interessiert (*inter-esse* = zwischen den Dingen sein) und in die Materie eintaucht, wird sein Bewußtsein automatisch wie einen Spot auf den Gegenstand fokussieren: **Interesse bedeutet hohe Konzentration**, kein Interesse bedeutet wenig Konzentration.

■ Denken Sie nicht, daß Kaffee oder andere Aufputschmittel Ihnen dabei helfen können, Konzentrationsstörungen abzubauen. Über einen längeren Zeitraum führen vermeintliche Hilfen zu noch größerer Erschöpfung, bis man sich schließlich völlig leer und »ausgebrannt« fühlt.

■ Verändern Sie etwas an Ihrem sozialen Umfeld. Leistungsdruck, Versagensängste und Streß müssen abgebaut werden, damit sich die im Gehirn aufgebauten Energieblockaden auflösen können.

Anwendungen mit Schwarzkümmel

■ Wer rechtzeitig und regelmäßig drei Kapseln Schwarzkümmelöl zu sich nimmt, beugt der Konzentrationsschwäche langfristig vor.

■ Bei gelegentlichen Konzentrationseinbrüchen hilft die tägliche Einnahme von zwei Teelöffeln einer Gewürzpulvermischung aus Anis, Gewürznelken und Schwarzkümmelsamen zu gleichen Teilen.

■ In der **Aromalampe** angewendet, mildert ätherisches Schwarzkümmelöl mentale Erschöpfungszustände und allgemeine Verwirrt-heit. Je nach persönlicher Vorliebe können fünf Tropfen Schwarz-kümmelöl mit Zitronen- oder Lavendelduft gemischt werden.

Müdigkeit, chronische

Was versteht man darunter?

Einzelne Körperorgane oder der gesamte Organismus können in Zu-stände geraten, die sich in subjektiven Empfindungen von starker Er-müdung äußern. Depressive oder auch wetterfühlige Menschen erlei-den diese Phasen besonders häufig, in denen die Energie förmlich entweicht und sie in einen Zustand chronischer Müdigkeit verfallen.

> Ständige Müdigkeit kann sich bis zur absoluten Erschöpfung stei-gern. Meist sind davon Menschen betroffen, denen eine Mehr-fachbelastung durch Kinder, Beruf und Haushalt auferlegt ist. Aber auch Bewegungsmangel, Viruserkrankungen und die Unter-versorgung mit Vitaminen und Mineralstoffen können auslösende Faktoren sein.

! Allgemeine Tips

■ Versuchen Sie auf keinen Fall, sich mit Kaffee und Aufputschmit-teln selbst zu therapieren. Sie vergrößern damit nur den Teufelskreis, in dem Sie sich ohnehin schon befinden.
■ Denken Sie einmal nur an sich, und lernen Sie, nein zu sagen, wenn Ihnen eine Situation über den Kopf wächst.
■ Lernen Sie Entspannungstechniken wie Yoga, Qi Gong oder Auto-genes Training. Gerade wenn Sie völlig ausgelaugt sind und sich stän-dig lähmende Müdigkeit breitmacht, können diese Techniken helfen, das Körpergleichgewicht wieder zu harmonisieren.

Entspannungs-techniken

Anwendungen mit Schwarzkümmel

Regulieren Sie Ihren gesamten Organismus durch die regelmäßige Einnahme von dreimal täglich 25 Tropfen Schwarzkümmelöl über ei-nen Zeitraum von vier Wochen.

Kräftigend und leistungssteigernd wirkt auch frisch gepreßter Orangensaft, in den je Glas ein Teelöffel Schwarzkümmelöl und ein Teelöffel Honig eingerührt werden. Zwei Gläser täglich steigern die natürliche Abwehrkraft und bringen dem Organismus wieder neuen Schwung.

Neurodermitis

Was versteht man darunter?

Bei Neurodermitis handelt es sich um eine chronische Hauterkrankung, die mit den schulmedizinischen Therapiemöglichkeiten bislang nur symptomatisch behandelt werden kann. Die Ärzte sprechen hierbei von einem »multifaktoriellen Krankheitsverlauf«, der sich bei den Betroffenen mit den unterschiedlichsten individuellen Anzeichen bemerkbar macht.

multifaktorieller Krankheitsverlauf

Bei genauerer Betrachtung kann man allerdings feststellen, daß die Krankheitsschübe besonders häufig mit inneren Umbrüchen, hormonellen Veränderungen und psychischen Problemen einhergehen. Die Neurodermitis wird durch Umweltgifte, allergische Reaktionen und Stoffwechselstörungen lediglich begünstigt, aber nicht ursächlich hervorgerufen.

Typische Symptome sind trockene, gerötete Hautstellen und entzündete, juckende und offene Gelenkbeugen. Mittlerweile leiden bereits viele Kinder und Jugendliche an dieser Hauterkrankung.

! *Allgemeine Tips*

■ Überlegen Sie, welche Gründe es geben könnte, die Sie am liebsten »aus der Haut fahren« lassen möchten. Der ständige Juckreiz wird Sie immer wieder dazu zwingen, über sich selbst und Ihre Lebenseinstellung nachzudenken.

Selbsthilfegruppen

■ Suchen Sie Selbsthilfegruppen auf. Unter Leidensgenossen fühlt man sich oft besser verstanden, sammelt Erfahrungen und lernt, mit sich und seinem Körper besser umzugehen.

■ Im Alltag sollten Sie alles vermeiden, was die Haut zusätzlich belastet, wie zum Beispiel Wolle direkt auf der Haut zu tragen. Auch bei der Körperpflege sollten Sie nur sanfte Pflegemittel verwenden, das gleiche gilt für Waschmittel.

Anwendungen mit Schwarzkümmel

■ Machen Sie zur Immunregulierung eine mehrwöchige Kur, bei der Sie dreimal täglich einen halben Teelöffel Schwarzkümmelöl zu sich nehmen. Die entzündungshemmenden Wirkstoffe des Schwarzkümmelöls bringen zusätzliche Entlastung.

Kuranwendung

■ Juckreizstillend und heilungsfördernd ist die äußerliche Anwendung von Schwarzkümmelöl: 20 Tropfen des fetten Öls mit 100 Millilitern Jojobaöl und 20 Tropfen Teebaumöl mischen und damit die betreffenden Hautstellen behutsam abtupfen. Vorsichtshalber sollte vor der Anwendung ein Empfindlichkeitstest auf die einzelnen Mittel gemacht werden.

Nierenbeschwerden

Was versteht man darunter?

Wenn uns etwas »an die Nieren geht«, steht dahinter meist ein zwischenmenschliches Problem, mit dem wir gerade konfrontiert sind. Dementsprechend lassen sich Nierenstörungen oder -beschwerden oft auf Partnerschaftsprobleme zurückführen. Der emotionale Spannungszustand spiegelt sich auch auf körperlicher Ebene wider. Und gerade die Nierenfunktion wird durch psychischen Streß und dadurch entstehende »Streßsäuren« stark beeinträchtigt.

»Streßsäuren«

Nierenprobleme gehen in der Regel mit Hormonstörungen einher und sind nicht selten die Ursache von Haar- und Hautproblemen.

> Erste Anzeichen von Nierenfunktionsstörungen sind »kalte Füße«, stärkere Beeinträchtigungen äußern sich in Hautunreinheiten, geschwollenen Lidern und dunklen Augenrändern. Da die Arbeit der Nieren hauptsächlich über Hormone gesteuert wird, werden sie mit Recht als »Seelenorgan« bezeichnet.

! *Allgemeine Tips*

■ Überdenken Sie Ihre persönlichen Beziehungen und vor allem Ihre Partnerschaft. Versuchen Sie, seelische Konflikte und Probleme zu lösen.

■ Falsche Ernährung kann zur Übersäuerung des gesamten Organismus führen. Die Stoffwechselschlacken verstopfen gewissermaßen alle »Flüssigkeitskanäle« des Körpers, was auch eine unzureichende Durchspülung der Nieren und somit frühzeitige Erschöpfung dieser Organe zur Folge hat.

■ Verzichten Sie lieber einmal auf Fleisch und Geflügel, da die Tiere häufig mit für den Körper schädlichen Wachstumshormonen gefüttert werden. Durch die Nahrungskette gelangen diese in den menschlichen Organismus und bringen das natürliche Hormonsystem aus dem Gleichgewicht, was Nierenfunktionsstörungen zur Folge haben kann.

Anwendungen mit Schwarzkümmel

hervorragende Heilwirkungen bei Nierenleiden

Schwarzkümmel weist dank seiner entgiftenden, ausleitenden und entkrampfenden Eigenschaften hervorragende Heilwirkungen bei Nierenleiden auf.

■ Zur Anregung der Nierentätigkeit empfiehlt sich ein Tee, der aus einem Viertelliter kochendem Wasser mit einem Eßlöffel zerstoßenen Schwarzkümmelsamen zubereitet wird. Lassen Sie den Sud eine Viertelstunde ziehen. Trinken Sie jeweils zwei Tassen täglich.

■ Nierenschmerzen lassen sich mit einer Mischung aus zwei Eßlöffeln Olivenöl und einem Eßlöffel gemahlenen Schwarzkümmelsamen lindern: den Brei auf eine Kompresse auftragen und mit einem warmen Bauchwickel über der schmerzenden Stelle fixieren. Hilfreich auch bei Verdacht auf Nierengrießbildung

Ohrenschmerzen

Was versteht man darunter?

Das Ohr ist eines der wichtigsten und kompliziertesten Organe unseres Körpers. Es ist der Sitz der Hörschnecke und unseres Gleichgewichtsapparates. Die Ohren ermöglichen uns den Kontakt zu anderen Menschen, wecken Gefühle und helfen uns dabei, uns im Alltag zurechtzufinden und zu orientieren.

infektionsbedingte Ohrenentzündung

Nervenzerreißende Ohrenschmerzen können lediglich Begleiterscheinung einer Erkältung sein. Sind sie jedoch sehr stark und mit Fieber verbunden, kann eine infektionsbedingte Ohrenentzündung vorliegen.

Vor allem nach einer Erkältung kommt es häufiger zu einer Mittelohrentzündung, die sich durch stechenden Schmerz, Schwerhörigkeit, Fieber und Kopfschmerzen bemerkbar macht.

! *Allgemeine Tips*

■ Jede Erkältung sollte richtig auskuriert werden. Wird sie verschleppt, ist die Gefahr groß, daß auch die Ohren in Mitleidenschaft gezogen werden.

■ Stärken Sie Ihr Immunsystem durch reichlich Vitamin C, und beugen Sie somit schon im Vorfeld einer Erkältung vor.

Vitamin C

■ Bei einer Mittelohrentzündung sollten Sie unbedingt Bettruhe einhalten und regelmäßig inhalieren.

Anwendungen mit Schwarzkümmel

■ Dreimal täglich 20 Tropfen Schwarzkümmelöl stärken die körpereigene Immunabwehr und erschweren es somit Krankheitserregern aus dem Nasen-Rachen-Raum, zum Ohr vorzudringen.

■ Ohrenschmerzen werden gelindert, wenn Sie hinter dem Ohr etwas Schwarzkümmelöl einmassieren und außerdem einige Tropfen des Öls direkt in den Gehörgang einträufeln. Empfehlenswert ist die Rücksprache mit dem HNO-Arzt.

Pilzerkrankungen

Was versteht man darunter?

In den letzten Jahren sind Erkrankungen durch Pilzbefall wieder stärker ins Bewußtsein der Öffentlichkeit gelangt. Diese kleinen Schmarotzer können die Ursache verschiedenster Erkrankungen sein wie zum Beispiel der Haut oder des Darms.

Geschwächte Abwehrkräfte, starkes Übergewicht oder Medikamente, die der Immunabwehr allgemein oder der Darmflora im besonderen schaden, schaffen die idealen Grundlagen dafür, daß sich der Pilz im Körper einnisten und ausbreiten kann. Je nach biologischen Eigenschaften unterscheidet man bei diesen Krankheitserregern zwischen Hautpilzen, Hefepilzen und Schimmelpilzen.

Candida albicans   Die wohl bekannteste Art ist der Hefepilz Candida albicans. Bei abwehrgeschwächten Menschen befällt er sowohl die Haut als auch die Schleimhäute und vor allem den Darm.

❗ *Allgemeine Hinweise*

■ Leiden Sie an chronischen Verdauungsstörungen, häufig wiederkehrenden Scheideninfektionen oder ständigen Hautausschlägen, können das Hinweise auf einen Candida-Befall des Darms sein.

■ Generell muß eine Darmentgiftung immer mit einer entsprechenden (Anti-)Pilzdiät eingeleitet werden. Nur zweigleisig, also indem man dem Pilz seine Ernährungsgrundlage entzieht und gleichzeitig **Regeneration der natürlichen Mikroorganismen** die Ausscheidung seiner Stoffwechselgifte forciert, kann der lange und mühselige Kampf gegen die Pilzinfektion gewonnen werden. Ein weiterer wichtiger Eckpfeiler ist die Regeneration der natürlichen Mikroorganismen im Darm, der Darmflora.

Anwendungen mit Schwarzkümmel

Eine erfolgversprechende Therapie ist die kurmäßige Einnahme von einem Teelöffel Schwarzkümmelöl zu jeder Hauptmahlzeit. Nach etwa sechs Wochen kann die Menge auf einen Löffel täglich reduziert werden. Die Regulierung und Stärkung des Immunsystems und die Entgiftung des Darms stehen bei dieser Anwendung an erster Stelle.

❗ **Bitte beachten Sie:** Ein Pilzbefall ist eine ernsthafte Erkrankung, die beschriebenen Heilpflanzen- und Schwarzkümmelanwendungen können selbstverständlich nur therapiebegleitende Maßnahmen sein.

> Greifen Sie bei Pilzinfektionen möglichst nicht zu Antibiotika. Diese Medikamentengruppe hilft zwar unmittelbar gegen den Pilzbefall, zerstört auf Dauer aber die gesunde Darmflora, schwächt also die darmeigene Körperabwehr und etabliert somit nur den Teufelskreis aus geschwächtem Immunsystem und Pilzbefall. Meist meldet sich der Pilz nach einer Antibiotikumtherapie schnell wieder zurück.

Rheumatismus

Was versteht man darunter?

Mittlerweile kennt man unglaublich viele verschiedene Formen von
akutem, chronischem, entzündlichem oder degenerativem Rheuma-
tismus. Rheuma ist eine Sammelbezeichnung für eine Vielzahl von
Krankheitsbildern. In der Medizin spricht man daher auch vom Rheu- **Rheuma-**
matischen Formenkreis. **tischer For-**

In die Gruppe der rheumatischen Erkrankungen fallen Beschwer- **menkreis**
den, die sich durch schmerzende, steife Gelenke und Glieder sowie
Muskelschmerzen äußern. Gemeinsam ist ihnen allen, daß die Gelenke und deren entsprechendes
Stütz- und Bindegewebe entzündet sind, was sich durch starke,
oft reißende Schmerzen, Schwellungen und allgemeines Unwohl-
sein bemerkbar macht.

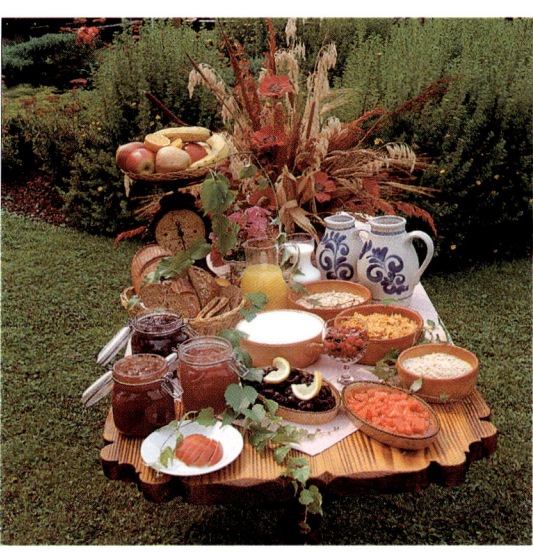

! Allgemeine Tips

■ Liefern Sie sich der Krankheit
nicht völlig aus. Auch wenn Sie
der Schmerz immer wieder daran erinnert, dürfen Sie nicht
resignieren.
■ Gönnen Sie sich während der
Entzündungs- beziehungsweise
Schmerzschübe die nötige Ruhe

Abb. 18:
Bei Rheuma
spielt eine
und Erholung. Finden Sie selbst heraus, was Ihnen guttut. *ausgewogene*
■ Kalte Umschläge lindern entzündliche Schmerzen in den Gelen- *Ernährung eine*
ken. *wichtige Rolle*
■ Langfristig sollten Sie auf jeden Fall Ihre Ernährung umstellen.
Ausgewogene Vollwertkost und der Verzicht auf Fleisch konnten
schon vielen Rheumatikern entscheidend helfen.

Anwendungen mit Schwarzkümmel

■ Eine effektive Rheumatherapie ist die tägliche Einnahme von dreimal täglich einem Gramm Schwarzkümmelöl.

■ Auch der regelmäßige Genuß von Schwarzkümmeltee und das Einreiben der entzündeten Stellen mit leicht erwärmtem Schwarz-kümmelöl können Schmerzen lindern.

Schlafstörungen

Was versteht man darunter?

Neben Kopfschmerzen gehören Schlafstörungen zu den häufigsten Beschwerden in den Industrienationen. Der kleine Bruder des Todes verlangt dem Menschen genau das ab, was ihm am meisten fehlt – Hingabe, Passivität und die Fähigkeit loszulassen.

Hingabe, Passivität und die Fähigkeit loszulassen

So freut sich die Pharmaindustrie über steigende Umsätze mit Schlafmitteln, und die Menschheit vermeidet es, sich mit dem zentra-len Thema Tod und Hingabe auseinanderzusetzen. Da Schlaf und Träume nicht gerade dazu beitragen, die Realität unseres Tagesbe-wußtseins zu untermauern, müssen wir uns über das Phänomen Schlaflosigkeit nicht wundern. Unsere Gesellschaft haftet zu sehr an der Vorstellung, daß die eine Welt real und die andere nur ein Traum sei.

Obwohl man Schlafen nicht lernen kann, wissen wir doch alle, wie es geht. Wir können aber nur dann tiefen und erholsamen Schlaf finden, wenn wir unsere Gedanken abschalten und zur Ruhe kommen. Dabei können wir auf altbewährte Tricks zurück-greifen, die Monotonie in unsere Gedankenwelt bringen. Beim Schäfchenzählen verabschiedet sich das Tagesbewußtsein gerne von dieser einschläfernden Tätigkeit und macht dem Schlaf Platz.

! Allgemeine Tips

■ Einschlafstörungen können von der unbewußten Angst vor dem Unbekannten ausgelöst werden. Wir können den Vorgang des Ein-schlafens eben nicht beobachten, und wir wissen auch nicht, wohin das Bewußtsein während dieser Erholungsphase des Körpers ent-schwindet. Wer Vertrauen ins Leben hat, hat auch Vertrauen in den Schlaf. Bei mangelndem Vertrauen kann man den Verstand mit lang-weiligen und monotonen Aufgaben füttern.

Schlaf-tabletten vermeiden

■ Vermeiden Sie Schlaftabletten, da sie uns nur in einen künstlichen, nicht erholsamen Schlafzustand bringen und das Schlafverhalten auf lange Sicht sogar noch verschlechtern.

■ Monotone Gedankenarbeit wie das Wiederholen von Mantras oder die Konzentration auf den Atem wirkt beruhigend und einschläfernd.

■ Bereiten Sie Ihr abendliches Schlafengehen vor. Beenden Sie alle Tätigkeiten mindestens eine Stunde vor dem Zubettgehen, machen Sie Entspannungsübungen, oder trinken Sie eine Tasse warme Milch.

warme Milch

■ Auf keinen Fall sollten Sie im Bett Alkohol trinken, lesen oder gar fernsehen.

Anwendungen mit Schwarzkümmel

■ Ein altbewährtes Rezept bei Schlaflosigkeit ist ein Tee aus einer Tasse Schwarzkümmelsamen auf einen Liter heißes Wasser: die Samen mit dem Wasser übergießen, den Sud zehn Minuten ziehen lassen und dann abseihen. Diesen Nerventee über den Tag verteilt bis etwa ein bis zwei Stunden vor dem Schlafengehen tassenweise trinken.

■ Reiben Sie sich im Bett die Schläfen mit etwas Schwarzkümmelöl ein, löschen Sie das Licht, und entschwinden Sie in die Tiefen eines erholsamen Schlafs.

> Auch die altindische ayurvedische Medizin weiß um die beruhigende Wirkung von Schwarzkümmel auf das Nervensystem. Sie verordnet ihn bei Hyperaktivität und Ruhelosigkeit.

Schweißbildung, vermehrte

Was versteht man darunter?

Von übermäßiger Schweißbildung spricht man, wenn in Ruhe und bei eher mäßigen Außentemperaturen starke Schweißabsonderungen auftreten. Zumeist sind Hände, Füße, Rücken und Achseln davon betroffen.

Oft leiden besonders die Menschen darunter, die emotional leicht erregbar sind. Angstzustände, Streß, Freude und auch Lampenfieber sind ebenso wie Kaffee und Tabak Auslöser für eine vermehrte Schweißbildung.

Angstzustände, Streß und Freude

! Allgemeine Tips

■ Mit starker Schweißbildung verfolgt der Körpers das Ziel, vermehrt Stoffwechselprodukte auszuscheiden und sich somit von Giftstoffen zu befreien – im Grunde also eine durchaus positive Reaktion, die nicht unterdrückt werden sollte.

■ Versuchen Sie, bestimmte Streßsituationen gelassener zu ertragen und sich den Problemen des Lebens zu stellen, sprich sich zu öffnen.

luftdurchläs-
sige Kleidung
■ Achten Sie beim Kauf von Schuhen und Kleidung darauf, daß sie luftdurchlässig sind und Feuchtigkeit aufnehmen können (Baumwolle und Leder, aber keine Synthetikwäsche oder Kunststoffschuhe).

Anwendungen mit Schwarzkümmel

■ Bei übermäßiger Schweißbildung empfiehlt sich eine Dosis von dreimal täglich einem Teelöffel Schwarzkümmelöl. Machen Sie diese Kur über einen Zeitraum von ungefähr drei Monaten.

■ Übermäßige Fußschweißbildung kann gestoppt werden, wenn Sie Ihre Füße regelmäßig in warmem Wasser baden: auf zwei Liter Wasser einen Eßlöffel ätherisches Schwarzkümmelöl und jeweils einen halben Teelöffel Teebaum- und Salbeiöl beimischen.

Sonnenbrand

Was versteht man darunter?

Die Sonne hat eine wohltuende Wirkung auf unser Wohlbefinden. Sie stärkt das Immunsystem, regt den Stoffwechsel und die Hormonbildung an und lindert Hautleiden wie Akne oder Schuppenflechte.

> Die Menschen reagieren je nach Hauttyp auf Sonneneinstrahlung sehr verschieden. Lange Sonnenbäder können sogar stark schaden und einen sogenannten Sonnenbrand hervorrufen, das heißt starke, schmerzhafte und gerötete Hautentzündungen, die bis hin zur Ausbildung von Hautbläschen führen können.

Begleiterscheinungen wie Kopfschmerzen, Fieber und Durchfall sind beim Sonnenbrand keine Seltenheit. Und angesichts der stetig ansteigenden Hautkrebsrate ist bei akutem Sonnenbrand schon längst nicht mehr von einer Bagatellerscheinung zu sprechen. Derartige »Unfälle« sind unverantwortlich und schaden der eigenen Gesundheit.

keine Bagatell-erscheinung

 ## *Allgemeine Tips*

■ Vermeiden Sie Sonnenbrände und -allergien, indem Sie die Haut im Sommer sehr langsam an die intensivere Sonneneinstrahlung gewöhnen.

■ Sie sollten die Haut immer, eine halbe Stunde bevor Sie in die Sonne gehen, mit speziellen Sonnenschutzmitteln eincremen. Auch angeblich wasserfeste Cremes sollten nach dem Schwimmen neu aufgetragen werden.

Sonnen-schutzmittel

■ Tragen Sie bei starker Sonneneinstrahlung eine Kopfbedeckung, und achten Sie darauf, daß bei Kindern nur Arme und Beine der Sonne ausgesetzt sind.

Kopf-bedeckung

■ Zwischen 11 und 15 Uhr sollten Sie Sonnenbäder grundsätzlich meiden, da die Strahlung während dieser Zeit besonders intensiv ist.

Anwendungen mit Schwarzkümmel

■ Bei Sonnenbrand empfiehlt es sich, den gesamten Körper nach einem Duschbad mit einem selbstzubereiteten Körperöl aus Mandel- und Schwarzkümmelöl im gleichen Verhältnis gründlich einzureiben. Einige Tropfen ätherisches Teebaumöl unterstützen den Heilungsprozeß zusätzlich.

■ Schmerzlindernd und heilungsbeschleunigend ist auch eine Mischung aus 30 Millilitern Schwarzkümmelöl, 20 Millilitern Johanniskrautöl und zehn Tropfen ätherischem Teebaumöl. Wie Körperöl verwenden.

Verbrennungen

Was versteht man darunter?

Verbrennungen sind Gewebeverletzungen der Haut, die durch Hitze hervorgerufen werden. Sie entstehen durch Verbrühungen mit heißem Fett, kochendem Wasser, durch heiße Dämpfe oder zu engen Kontakt mit brennenden beziehungsweise heißen Gegenständen.

Grad der Verbrennung

Der Schweregrad von Verbrennungen hängt sowohl von der Größe der verbrannten Hautfläche als auch vom Grad der Verbrennung ab.

Grundsätzlich unterscheidet man zwischen Verbrennungen ersten, zweiten und dritten Grades. Erster und zweiter Grad sind meist oberflächliche Verletzungen der Haut mit Rötung und Bläschenbildung. Dem stehen Verbrennungen dritten Grades gegenüber, die auch das Bindegewebe zerstören.

! Allgemeine Tips

■ Kleinflächige, oberflächliche Verbrennungen können durch Kühlung unter fließendem Wasser behandelt werden.

Öffnen Sie jedoch keine Brandblasen, und tragen Sie auf gar keinen Fall alte »Hausmittel« wie Mehl oder Puder auf!

■ Größere Verbrennungen können Schockzustände, Fieber und rasenden Puls hervorrufen. Achten Sie auf ausreichende Sauerstoffversorgung des Körpers.

Anwendungen mit Schwarzkümmel

■ Leichte Verbrennungen können durch das direkte Auftragen von reinem Schwarzkümmelöl auf die betroffene Hautstelle gelindert werden.
■ Bewährt hat sich eine Mischung aus Johanniskraut- und Schwarzkümmelöl zu gleichen Teilen mit einigen Tropfen ätherischem Lavendelöl. Die Tinktur wird lokal aufgetragen.

Schwarzkümmel in der Tiermedizin

Dank ihrer immunkräftesteigernden und regulierenden Wirkung bei allergischen Symptomen werden Schwarzkümmelpräparate auch gerne von Veterinärmedizinern sowohl zur Vorbeugung als auch zur Therapie verabreicht. Drei verschiedene Darreichungsformen des Schwarzkümmels kommen für die Behandlung von Tieren in Betracht:

■ Schwarzkümmelsamen werden in einem zweiprozentigen Anteil unter das übliche Futter gemischt.

■ Schwarzkümmelöl wird äußerlich und innerlich verabreicht, um die Abwehrkräfte der Tiere zu stärken.

■ Schwarzkümmelschrot wird mit einem Anteil von fünf Prozent unter das Futter gemischt. Dabei handelt es sich um die Reste der Schwarzkümmelsamen, die bei der Ölgewinnung zurückbleiben. Dieses vermeintliche Abfallprodukt ist reich an wertvollen Inhaltsstoffen, wie 35 Prozent Eiweiß, 21 Prozent Kohlenhydrate, 2 Prozent Öl, außerdem Mineralstoffe sowie Spurenelemente, die sich äußerst positiv auf das Immunsystem und die allgemeine Gesundheit der Tiere auswirken.

drei verschiedene Darreichungsformen

Mittlerweile werden nicht nur in Ägypten, wo die Schwarzkümmelanwendung in der Tiermedizin bereits eine lange Tradition hat, sondern auch in Europa viele Tierkrankheiten mit Schwarzkümmel behandelt.

Schwarzkümmelanwendungen bei Geflügel

Hühner

Hühner, die mit Schwarzkümmelschrot als Nahrungsergänzung gefüttert werden, sind durchschnittlich sieben Prozent schwerer als Hühner, die normales Futter erhalten haben.

Infektionsanfälligkeit von Hühnern

In einer ägyptischen Studie über Schwarzkümmelöl konnte belegt werden, daß typische Geflügelerkrankungen wie Bronchitis und

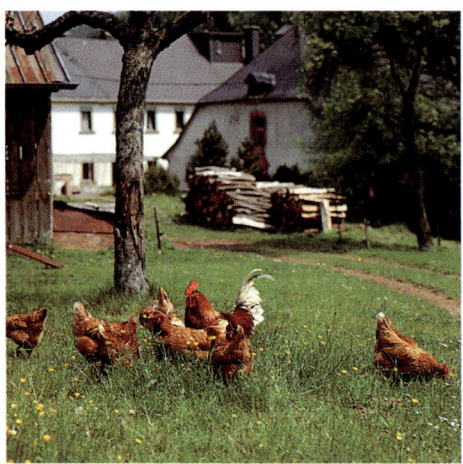

Laryngotrachitis erheblich vermindert werden können, wenn das Futter mit Schwarzkümmelsamen angereichert wird.

Hühnern, die an einer akuten Bronchitis leiden, wird reines Schwarzkümmelöl mit dem Trinkwasser verabreicht. Die positiven Wirkungen, die damit erzielt werden, schreibt man der aktivsten Heilsubstanz des Schwarzkümmels, dem Nigellon, zu. Dieses Alkaloid löst Schleimablagerungen und befreit die Bronchien.

Abb. 19:
Schwarzkümmel
kann nicht nur
beim Menschen
angewendet
werden

Fruchtbarkeit

Durch Futterbeimengung von Schwarzkümmelsamen kann die Fruchtbarkeit von Zuchthühnern um fast sieben Prozent gesteigert werden. Ähnliche Ergebnisse ließen sich auch bei Gänsen und Enten erzielen.

Schwarzkümmel bei größeren Haustieren

Milchkühe

Die Qualität der Milch verbessert sich deutlich, wenn dem Futter Schwarzkümmelsamen beigemischt werden.

Mastitis   Bei Milchkühen, die an akuter Mastitis (Euterentzündung) leiden, dämmt eine Massage des Euters mit mäßig erwärmtem Schwarzkümmelöl die Entzündung deutlich ein. Meist verschwinden die Symptome schon nach wenigen Tagen.

Fellpflege von Pferden

Ausschlägen unbekannter Natur auf dem Fell von Pferden kann durch die tägliche Zugabe von 20 Millilitern Schwarzkümmelöl in das Futter vorgebeugt werden.

Parasiten und Flöhe bei Haustieren

Unerwünschte Gäste im Fell von Kühen, Pferden und auch kleineren Haustieren wie Hunden oder Katzen können restlos vertrieben werden, wenn dem Trinkwasser einige Tropfen Schwarzkümmelöl beigemischt und die Bürsten für die Fellpflege regelmäßig mit Schwarzkümmelöl beträufelt wurden. Insekten und Zecken scheinen den Geruch nicht zu mögen und halten sich von den Tieren fern.

Aus unserem
Ratgeber-Programm

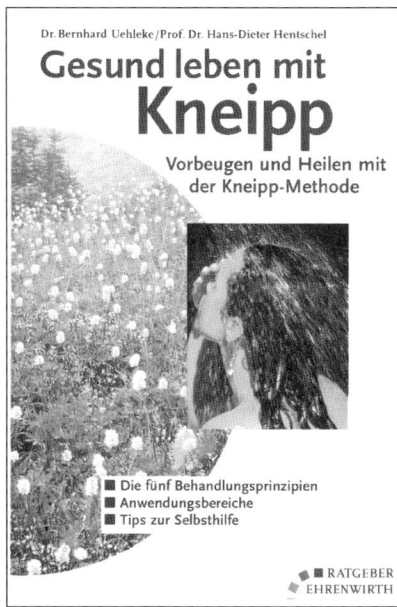

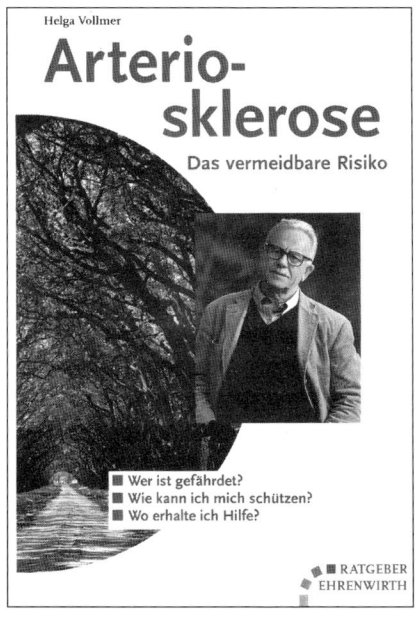

Uehleke/Hentschel: Gesund leben mit Kneipp

Ein umfassender Überblick über die Anwendungsmöglichkeiten der Kneippschen Lehre in unserer Zeit, auf dem aktuellen Stand sowohl der Schulmedizin als auch der Naturheilkunde. Die Autoren zeigen, wie mit der Kneipp-Methode auf vielfältige Weise ein gesundes Leben erreichbar ist.
184 Seiten, mit zahlr. Farbfotos.

Helga Vollmer: Arteriosklerose. Das vermeidbare Risiko

Die häufigste direkte Ursache von Herz- und Kreislauferkrankungen ist die Arteriosklerose. Dieser Ratgeber erklärt ausführlich die Ursachen für arteriosklerotische Veränderungen der Herz- und Hirngefäße und zeigt, wer gefährdet ist und wie sich jeder einzelne davor schützen kann.
128 Seiten, mit zahlr. Farbfotos.

Außerdem erscheinen in unserer Ratgeber-Reihe:

- Evelyn Hähnel: *Shiatsu.*
  Der Weg zu Gesundheit und Ausgeglichenheit
- Jürgen Schilling: *Kau dich gesund!*
- Roger Neuberg: *Ich will ein Kind!*
- Markus/Hoffmann: *Heilen mit Sauerstoff*
- Hallwachs: *Urologischer Ratgeber*
- Forman/Niederwieser:
  Lapacho, der Tee der Götter
- Paramhans Swami Maheshwarananda:
  Yoga für Gelenke
- Rosemarie Mieg: *Krankheitsherd Zähne*
- Markus/Hoffmann: *SOS aus dem Innenohr*